Fr. A. Otto

Pharmazeutisches
Tier-Manual

Zweite, durchgesehene und durch viele
Vorschriften ergänzte Auflage

von

Dr. H. Haefelin
Apotheker und Nahrungsmittelchemiker
in Denzlingen (Breisgau)

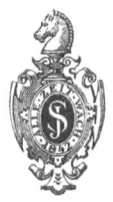

Berlin
Verlag von Julius Springer
1931

Alle Rechte, insbesondere das der
Übersetzung in fremde Sprachen, vorbehalten.

ISBN-13: 978-3-642-98339-9   e-ISBN-13: 978-3-642-99151-6
DOI: 10.1007/978-3-642-99151-6

softcover reprint of the hardcover 2nd edition 1931

Vorwort.

Das vorliegende Tiermanual wurde von mir einer eingehenden Durchsicht unterzogen.

Unnötiges wurde beseitigt, Neues und Bewährtes hinzugefügt. Fütterungs- und Diätvorschriften müssen als bekannt vorausgesetzt werden, da sonst der Umfang über das erlaubte Maß hinausgegangen wäre.

In dieser Form wird es sowohl den Apothekern, als auch den Tierärzten ein willkommenes Nachschlagebüchlein sein.

Wenn hierdurch eine verständnisvolle Tierpflege gefördert wird, so ist sein Zweck erfüllt.

D e n z l i n g e n (Breisgau), im November 1930.

Dr. H. Haefelin.

Inhaltsverzeichnis.

Allgemeines.
Ameisenvertilgung 1
Allgemeine Blähsuchtstropfen . 1
Blasenziehende Salbe 1
Bremsenöl f. Pferde u. Großvieh 1
Salbe gegen Bremsen 1
Butterfarbe 1
Butterpulver 1
Desinfektionsöl 2
Dreierlei Öl 2
Eierkonservierung 2
Einpökeln von Schweinefleisch . 2
Fellebearbeitung 2
Fieberhafte Erscheinungen . . . 2
Fistelgeschwüre usw. 2
Frischerhaltung von Vollmilch . . 3
Hufschmiere 3
Konservierungssalz 3
Läusesalbe 3
Lebertran-Emulsion fürs Vieh . 3
Mäuse- und Rattengift 3
Neunerlei Öl 3
Restitutionsfluid 3
Scharfe Salbe (Ungt. acre) . . . 4
Verstärkte scharfe Salbe 4
Tympanit-Essenz 4
Vertilgung von Füchsen 4
Vertilgung von Krähen 4
Vertilgung von Mäusen m. Strychninweizen 5
Vertilgung von Ratten mit Phosphorlatwerge 5
Viehwaschessenz 5
Viehwaschpulver 5
Wunden jeder Art 5

Pferde.
Abführpulver 6
Atemnot (Druse) 6
Aufziehen (Satteldruck) 6
Augensalbe 6
Augentropfen 6
Augenwasser 6
Blutarmut (Anämie) 6
Bremsenöl 6
Bronchialkatarrh 7
Brustseuche (Influenza) 7
Buglähme 7
Dämpfigkeit 7
Druckwunden 7
Druse (Atemnot) 7
Druse 7
Dummkoller 7
Durchfall 8
Ernährungsstörung 8
Fieber 8
Fieberpillen 8
Freßlustmangel 8
Galle 8
Geschirrdruck 8
Geschlechtstriebanregung . . . 8
Haarausfall 9
Harnruhr 9
Harnverhaltung 9
Hautentzündung (nässende) . . . 9
Hufbeschlag 9
Hufkitt 9
Hufschmiere 10
Hüftlähme 10
Husten 10
Influenza (Brustseuche) 10
Kniebeule 10
Kolik 10
Magen-Darmkatarrh 11
Mauke 11
Nageltritt 11
Pferde- oder Strengelpulver . . 12
Piephacke 12
Räude 12
Rhachitis 12
Rheumatismus 12
Rossen 12
Ruhr der Fohlen 12
Satteldruck 13
Schulterlähme 13
Sehnenklapp 13
Spat 13
Stärkungs- bzw. Mastpulver . . 13

Steingallen 13
Stollbeule oder Schwamm . . . 14
Strahlfäule 14
Strahlkrebs 14
Überbein 14
Verstopfung 14
Wunden 14
Würmer 15

Rinder.

Aufblähen (Trommelsucht) . . . 16
Augenentzündung 16
Bläschenkatarrh(Scheidenkatarrh) 16
Blutharnen 16
Bremsenöl 16
Brunstpulver 16
Brunst- oder Rindertropfen . . 17
Buglähme (Schulterlähme) . . . 17
Darm- u. Magenentzündung . . 17
Durchfall 17
Eingeweidewürmer 18
Euterentzündung 18
Fieber 18
Flechte 18
Freßlustmangel 18
Fußräude (Schlempe = Mauke) 18
Gelbsucht 18
Halsentzündung 19
Harnverhaltung 19
Kalbefieber (Milchfieber) 19
Klauenseuche (Maul- und Klauenseuche) 19
Knieschwamm 19
Knötchenseuche 20
Kolik 20
Kreuzlähme 20
Läuse 20
Leberegel 20
Magenkatarrh 20
Maulgrind der Kälber 20
Maulseuche (Klauenseuche) . . . 21
Maulschwämmchen der Kälber 21
Milch (bittere) 21
Milch (blaue) 21
Milch (blutige) 21
Milch (rote) 21
Milch (wässerige) 21
Milch (zähe) 21
Milch, Nichtbuttern der Milch . 22
Milch, Säuren der 22
Milchfieber (Kalbefieber) 22
Milchmangel 22
Nabelsalbe für Kälber 22
Räude 22

Rheumatismus 22
Rindern, zu starkes 23
Ringflechte 23
Ruhr 23
Ruhr der Kälber 23
Scheidenkatarrh(Bläschenkatarrh) 23
Schlempe (Mauke, Fußräude) . 24
Schulterlähme (Buglähme) . . . 24
Trächtigkeitspulver 24
Trommelsucht (Aufblähen) . . . 24
Verkalben (ansteckendes) . . . 24
Verstopfung 24
Zum Wiederkäuen anregen . . . 24
Würmer (Eingeweide) 25
Zurückbleiben der Nachgeburt . 25

Schweine.

Appetitlosigkeit 26
Augenentzündung 26
Beruhigungs-(Rausch-)Pulver . . 26
Bräune (Halsentzündung) . . . 26
Brunstpulver 26
Durchfall 27
Englische Krankheit (Knochenweiche) 27
Erbrechen 27
Ferkelgrind (Ferkelausschlag) . . 28
Freßlustmangel 28
Gebärfieber (Milchfieber) 28
Halsentzündung (Bräune) . . . 28
Katarrh und Schnupfen . . . 28
Knochenweiche (Engl. Krankheit) 28
Kolik 28
Krämpfe 29
Lähmung 29
Läuse 29
Maul- und Klauenseuche . . . 29
Milchfieber (Gebärfieber) 29
Muskelrheumatismus (Verfangen) 29
Räude 30
Rotlauf 30
Schnupfen 30
Unruhige Mutterschweine 30
Unzuchtvertreibung 31
Verfangen (Muskelrheumatismus) 31
Verstopfung 31
Würmer 31

Schafe.

Aufblähen (Trommelsucht) . . . 32
Augenentzündung 32
Bandwurm 32
Bleichsucht 32
Blutharnen 32

Inhaltsverzeichnis.

Durchfall	32
Euterentzündung	33
Freßpulver	33
Gebärmutterentzündung	33
Gesichtsgrind	33
Harnruhr	33
Harnverhaltung	33
Hautjucken	33
Husten	34
Insekten	34
Maul- und Klauenseuche	34
Kolik	34
Kropf	34
Lämmerlähme	34
Lungenwurmpulver	34
Maulschwämmchen	35
Milchpulver	35
Räude	35
Rheumatismus	35
Schnupfen	35
Skorbut	36
Trommelsucht	36
Verstopfung	36
Würmer	36
Zurückbleiben der Nachgeburt	36

Ziegen.

Augenentzündung	38
Bandwurm	37
Bleichsucht	37
Blutharnen	37
Brunstpulver	37
Durchfall	37
Euterentzündung	37
Freßpulver	37
Gebärmutterentzündung	37
Gesichtsgrind	37
Harnruhr	37
Harnverhaltung	37
Hautjucken	38
Husten	37
Insekten	37
Maul- und Klauenseuche	37
Kolik	38
Kropf	38
Leckpulver	38
Maulschwämmchen	38
Milchpulver	38
Räude	38
Rheumatismus	38
Schnupfen	38
Skorbut	38
Trommelsucht	39
Verstopfung	39
Würmer	39
Zurückbleiben der Nachgeburt	39

Hunde.

Abführmittel	40
Augenentzündung	40
Bandwurm	40
Beruhigungspulver	40
Durchfall	40
Eingeweidewürmer	40
Englische Krankheit	40
Erbrechen	40
Erkältung (Schnupfen usw.)	40
Petträude	41
Fettsucht	41
Gehirnentzündung	41
Glatzflechte	41
Hautausschlag	41
Husten	41
Krämpfe (nervöse Staupe)	41
Kropf	41
Magenkatarrh	41
Magenverstimmung	41
Maulschwämmchen	42
Milchvertreiben	42
Ohrzwang (-Wurm)	42
Räude	42
Rheumatismus	43
Schutzpulver (gegen Krankheit)	43
Schutzpulver gegen Staupe	43
Skorbut	43
Staupe	43
Ungeziefer (Flöhe)	44
Vergiftung durch Strychnin	44
Verstopfung	44
Verunreinigung der Hausecken	44
Vorhautkatarrh (Tripper)	45
Würmer (Spulwürmer)	45
Wurmpillen	45
Wundlaufen der Füße	45
Zecken	45

Katzen.

Abführen	46
Bandwurm	46
Durchfall	46
Dyspepsie (Magenüberladung)	46
Räude	46
Töten von Katzen	46

Kaninchen.

Aufblähen	47
Augenentzündung	47
Brunstpulver für Häsinnen	47

Durchfall 47
Geschwüre 47
Ohrenräude 47
Räude 47
Speichelfluß 47
Trommelsucht 47
Verstauchung 47

Hühner.
Augenkrankheit 48
Bandwurm 48
Diphtherie 48
Durchfall 48
Eierlegepulver 48
Eierkonservierungsmittel 49
Eileitervorfall 49
Federfressen der Hühner . . . 49
Fußkrankheit (Fußgeschwulst) . 49
Hühnerfutterzusatz 49
Hühnerpulver 49
Kalkbeine 49
Kropfentzündung (harter Kropf) 50
Läuse 50
Lungenentzündung 50
Mauser 50
Nasenkatarrh (Schnupfen, Luft-
röhrenkatarrh) 50

Pips 50
Rheumatismus 50
Verdauungsbeschwerden (Appetit-
losigkeit) 50

Geflügel und Vögel.
Asthmamittel 51
Bronchitis (Luftröhrenentzün-
dung) 51
Croup (Pips—Diphtherie) . . . 51
Durchfall für Geflügel 51
Eierkonservierungssalz 51
Eierkonservierungsflüssigkeit . . 51
Erfrierungen 51
Geflügelcholera 51
Geflügelpocken 52
Läuse 52
Luftröhrenentzündung 52
Verstopfung 52
Vogelmilben 52
Weißer Kamm 53
Vogelsand (Staubbad) 52
Vogelfutter 52

Dosierung der Vieharzneimittel 54
**Immerwährender Trächtigkeits-
und Brütekalender** 58

Allgemeines.

Ameisenvertilgung.
I. Ammon. carbon.
Rhiz. Calami aa
DS. Ausstreuen.

II. Sacchar. pulv.
Sulfur aa
DS. Ausstreuen.

III. Boracis pulv.
Flor. Pyrethri pulv. aa
DS. Zum Aufstreuen.

IV. Mel 90,0
Kali carbonic. 10,0
DS. Zum Aufstellen in flachen Gefäßen.

V. Mel 95,0
Tartar. stibiat. 5,0
DS. dito.

Allgemeine Blähsuchtstropfen.
I. Tinct. Asae foetid. 30,0
— Valer. aether. 30,0
— Capsic. 10,0
Ol. Menth. pip. 5,0
misc. DS. Bei Kolik Pferd ½, Fohlen ¼ Port. Kühen 2—3 Eßl. Rindern u. Kälbern halb so viel in Kammillentee.

Blasenziehende Salbe.
Canthariid. pulv. 2,4
Euphorbii pulv. 2,0
Adip. benz. 20,0
Ol. Juniper.
— Rosmar.
— Terebinth. aa gtt. 20
m. f. ungt.

Bremsenöl für Pferde und Großvieh.
Ol. animalis foetid.
Ol. jeoris aselli crud aa
DS. Zum Anstreichen.
(Harzt nicht so stark und hält länger an, als Ol. foetid. allein.)

Salbe gegen Bremsen.
Vaselin 90,0
Creolin 10,0
m. f. ungt.

Butterfarbe.
Curcuma pulv. 1,0
Natr. bicarb. 100,0
misc.
Farbe: Für Handel unzulässig.

Butterpulver.
Buttergelb (Brauns & Co. 1532) 2,5
Hanföl od. Ol. arach. 100,0
m. f. pulv. DS. 50,0 auf 20 Liter Milch in Wasser gelöst der Milch zusetzen.
Farbe: Für Handel unzulässig.

Allgemeines

Desinfektionsöl.
Creolin
DS. 1 Eßl. auf 1 Liter lauw. Wassers gemengt.

Dreierlei Öl.
Ol. Lauri
— Hyoscyam. āā 30,0
— Terebinth. 40,0
misc. DS. morgens und abends täglich einreiben.

Eier-Konservierung.
Wasserglas 1 Liter abgekochtes Wasser 9 Liter (erkaltet). Eier abwaschen. Zuerst Mischung in den Topf, dann erst die Eier. Oben schwimmende Eier beiseite lassen.

Einpökeln von Schweinefleisch.
I. Man unterscheidet a) trockenes Pökeln. Fleisch mit etwas Salpeter einreiben, dann mit Salz fest einreiben und überstreuen. Auf ein Zentner Fleisch = 10 Pfd. Salz. Wird angewandt für Fleisch, Speck und Schinken, die r o h (geräuchert) gegessen werden.

———

II. Zum Einpökeln von 70 Pfd. Schweinefleisch stellt man sich eine Pökellake her, die aus
17,5 Liter Wasser,
3,5 kg Kochsalz,
105 g Kalisalpeter,
350 g Zucker
besteht. Die Lake muß über dem Fleisch stehen, so daß es davon bedeckt ist, und es muß mindestens 8 Tage der Einwirkung ausgesetzt sein. Sollte die angegebene Pökellake wegen der Form der Fleischstücke nicht genügen, so bereitet man mehr unter Berücksichtigung der gegebenen Mengen.

Für Fleisch zum kochen, speziell ungeräuchertes, nimmt man flüssigen Pökel II.

Felle-Bearbeitung.
Das Fell wird mit der Fleischseite nach oben auf ein Brett gespannt und mit Alaunpulver und Sodapulver im Verhältnis von 10:1 bestreut; die Gerbung wird so lange wiederholt, wobei das Fell mit einer Gießkanne besprengt wird, bis es gar ist, d. h. bis ein am Rande genommener Querschnitt, mit Essigsäure befeuchtet, keine glasige Schicht mehr zeigt. Die Fleischseite wird dann abgewaschen und mit Dégras oder Tran eingefettet.

Fieberhafte Erscheinungen.
Acid. mur. 50,0
Spiritus 150,0
Aquae dest. 1000,0
DS. 2—3 × tägl. 100,0 ins Trinkwasser.

Fistelgeschwüre usw.
Jodoform 10,0
Acid. tannic. 5,0
Carb. veg. 30,0
DS. Ausspritzen resp. Auswaschen der Fistelgänge mit H_2O_2 und Einblasen obigen Pulvers. Öfter täglich zu wiederholen.

Allgemeines

Frischerhaltung von Vollmilch.
Für je 1 Liter Milch sind im Winter 33 ccm, im Sommer 50 ccm H_2O_2 3% zuzusetzen. (Hydrogen. peroxydat.)

Hufschmiere.
(Siehe Pferde.)

Konservierungssalz.
I. Kal. nitric. pulv. 150,0
Natr. chlorat. crud. 300,0
Acid. boric. pulv. 50,0
m. f. pulv.

II. Für Fleisch.
Natr. chlorat. venal. siccat. 2500,0
Acid boric. pulv.
Boracis pulv.
Kali nitric. pulv. āā 250,0
DS. Zum Einreiben vor dem Salzen oder Räuchern. Siehe auch Pökeln.

Läusesalbe.
I. Ungt. praec. alb.
— Hydrarg. cin āā 25,0
Adip. suill. 50,0
Fuligin q. s.
Ol. Lavandul. gtt. X.
m. f. ungt.
NB.: Vorsicht bei Rindvieh! nicht lecken!

II. Naphthalin 5,0
Ol. Cupressi 5,0
Sap. virid. 40,0
Lanolin anhydr. 10,0
m. f. ungt.
DS. Jeden Abend auf die leidenden Stellen gestrichen.

Lebertran-Emulsion fürs Vieh.
I. Ferr. lactic. 18,0
Calc. phosphor. crud. 250,0
Ol. Jecor. Asell.
Aqua Calcariae āā 1000,0

II. Ol. jecoris Asell.
Aq. Calcis āā 250,0
Calc. hypophosphoric. 5,0
Calc. phosphor. crud. 50,0
m. f. emuls.
DS. Umschütteln. 3 × täglich 1 Eßl. zu geben in Milch. Allenfalls durch Vigantolöl zu verstärken.

Mäuse- und Rattengift.
Calc. sulfur. ust.
Sacchar. alb. pulv. āā
DS. Auf einen Teller in die Nähe eines Gefäßes mit Wasser gesetzt.

Neunerlei Öl.
Ol. Rosmarin. 5,0
— Juniperi lign. 10,0
— Terebinth. 70,0
— Petrae 50,0
— Rapae 75,0
Tinct. Capsici 20,0
Spir. saponat. 50,0
— camphor. 50,0
Liq. Ammon. caust. 20,0
m. f. liniment.
DS. 3—4 × tägl. einreiben.

Restitutionsfluid.
I. Tinct. Capsic. 15,0
Spiritus denat. 20,0
Spir. camphor. 10,0
— aether. 10,0

Allgemeines

Ol. Terebinth. 1,0
Liq.Ammon.caust. 2,0
Ammon. chlorat. 5,0 ⎫
Natr. chlorat 2,0 ⎬ solv.
Aqua destill. 35,0 ⎭
misc. et solv.
DS. Allenfalls vor dem Bandagieren, noch mit etwas Wasser verdünnen.

II. Spir. russic. 600,0
Ammon. chlorat. cr. 50,0 ⎫
Natr. chlorat. cr. 20,0 ⎭
antea solut. in Aqua
destill. 330,0
misc.

Scharfe Salbe (Ungt. acre).
(Siehe auch Blasenziehende.)
Cantharid. pulv. 225,0
Euphorb. pulv. 30,0
Colophon. 140,0
Tereb. commun. 140,0
Cer. flav. 70,0
Adip. suill. 1000,0
m. f. ungt.

Verstärkte scharfe Salbe.
Cantharidin 2,0
Ol. Tereb. q. s.
add. len. cal. Ungt.
basilic. 970,0
add. Euphorb. 25,0
m. f. ungt.

Tympanitessenz.
I. Liq. Ammon. caust. 10%
Tinct. Asae foet.
— Aloes
Spir. aether. $\overline{aa}$ ad 125,0
DS. Halbstündl. ⅓ in Kalkwasser od. Kamillentee.

II. Liq. Ammon. caust.
Tinct. Aloes $\overline{aa}$
misc. DS. dito!

Vertilgung von Füchsen.

Zum Vertilgen von Füchsen empfiehlt sich das Auslegen von strychninhaltigen Giftbrocken. Am besten verfährt man so, daß man in den Schlund eines kleinen, frisch geschossenen Vogels etwa 1,0 Strychnin einführt, und den Vogel dann in die Nähe des Baues oder auf einen bekannten Wechsel des Fuchses legt. Wasser muß in der Nähe sein. Auch kann man Wurst, Heringe oder Bücklinge als Köder nehmen. Um den Fuchs nicht durch den menschlichen Geruch abzuschrecken, tut man gut, vor der Behandlung des Köders die Hände mit ein wenig Anisöl 14,0 und Moschustinktur 1,0 zu befeuchten oder den Köder überhaupt nicht mit Händen zu berühren.

Vertilgung von Krähen.

I. Ausstreuen von Semen Strychni grob concis.

II. Um Krähen vom Fressen des Saatgetreides abzuhalten wird dasselbe vor der Aussaat mit angefeuchteter Bleimennige vermengt. 1 Pfd. auf 1 Zentner Getreide.

Allgemeines

Vertilgen von Mäusen mit Strychninweizen.
Strychnin. nitric. 2,0
solve in aq. fervid. q. s.
adde Fuchsin q. s.
Weizen 500,0
1—2 Tage kühl quellen lassen, bis Strychnin eingedrungen, dann bei höchstens 60° C trocknen.
DS. Neben dem Giftweizen ein niederes Blechschälchen mit Wasser aufstellen.

Vertilgung von Ratten mit Phosphorlatwerge.
Phosphor in bacillis 25,0
Sulphur in bacillis 4,5
Aq. fervida q. s. fiat P_4S
adde.
Semin. Sinapis nicer. pulv. 8,0
Sach. alb. 200,0
Farinae Secalis 375,0
Aq. q. s. ut fiat electuar.
DS. Zwischen zwei Köderscheiben streichen, da Nachts leuchtend.

Viehwaschessenz.
I. Tinct. Quassiae
 — Quillay $\overline{aa}$ 50,0
 — Asae foet. 25,0
 — Aloes 25,0
Spir. denaturat. 50,0
Aqua destill. 300,0
DS. Beim Gebrauch verdünnt man mit 10 Liter Wasser.

II. Rohsolutol „Heyden"
DS. 1 Teil mit 20 Teil. Aqua verdünnen.

Viehwaschpulver.
I. Semen Sabadill. pulv. 75,0
Rhiz. Veratri pulv. 15,0
Zinc. sulfuric. crud. 10,0
m. f. pulv.

II. Zinc. sulfuric. 40,0
Lign. Quassiae pulv. 200,0
Tinct. Asae foet. 10,0
Ol. Anisi 1,0
m. f. pulv.
DS. 125,0 mit 8 Liter Wasser und ¼ Liter Essig ½ Stde. stark gekocht und darauf wird das verkochte Wasser ersetzt. Mit der noch lauwarmen Abkochung wird das Vieh mittels kräftigen Bürstens abgewaschen, doch sind Augen, Nase und Maul vor der Berührung damit zu bewahren. Am 2. Tage nach der Waschung wird das mit aufgetragene, jetzt angetrocknete Pulver mit einem Strohwisch zwischen die Haare eingerieben.

Wunden jeder Art.
Tinct. Myrrhae
 — Aloes $\overline{aa}$ 50,0
Acid. carbol. 5,0
DS. Zum Pinseln.

Pferde.

Abführ-Pulver.
Aloës pulv. 30,0
Rad. Althaeae pulv. 70,0
Natr. sulfuric. sicc. 200,0
DS. Auf 3 mal zu geben.

Atemnot (s. Druse).

Aufziehen (Satteldruck).
Zinc. oxydat.
Aqua dest. āā 10,0
Acid. salicyl. 5,0
Seb. ovil. 25,0
Adip. suill. 50,0
m. f. ungt.

Augensalbe.
Ungt. Hydrarg. praec. flav.
— Zinci āā 10,0
DS. Linsengroß tägl. 1 × ins Auge einzustreichen.

Augentropfen.
Argent. nitric. 0,1
Aqua destill. 20,0
DS. Tägl. 1 × 2—3 Tropfen in das vorher mit Borwasser ausgewaschene Auge.

Augenwasser.
Zinc. sulfur. 1,0
Aqua destill. 500,0
Tinct. Opii croc. q. s.
DS. Zum Auflegen bzw. zu Umschlägen.

Blutarmut (Anämie).
I. Ferr. pulv. 20,0
Natr. chlorat. 150,0
Rad. Gent. p. 150,0
m. f. pulv.
DS. Tägl. 3 × 1 Eßl. aufs Futter.

II. Sulf. sublimat. 50,0
Stib. sulfurat. nigr. 25,0
Ferr. sulfuric. 25,0
Rhiz. Calam. pulv. 50,0
Natr. sulfuric. pulv. 150,0
Natr. chlorat. 200,0
m. f. pulv.
DS. Man gibt auf jedes Futter 1 Eßlöffel.

I. Bremsenöl
(siehe auch Allg. Teil).
Ol. Eucalypt. 10,0
— Lauri 100,0
— Rapae 500,0
DS. A.

II. Bremsenöl für Schimmel und helle Pferde.
Nitrobenzol 100,0
Ol. animalis aether. 10,0
Alcohol. amylic. 20,0
Ol. rapae 300,0
Ac. acetic. glacial 20,0
Xylol 200,0
Petrol 250,0
Naphthalin (pulv.) 100,0

Bronchialkatarrh.
I. Natr. chlorat. 500,0
Stib. sulfur. nigr. 100,0
Sem. Foenigraec. p. 50,0
Rad. Liquir. p. 50,0
m. f. pulv.

II. Einreibung des Kehlkopfes.
Ungt. Hydrarg. ciner.
Ol. Hyoscyam. āā 50,0

Brustseuche (Influenza).
(Tierarzt).
I. Ammon. chlorat. 30,0
Kal. nitric. 30,0
Natr. sulfuric. 100,0
Rad. Liquir. p. 65,0
misc.
DS. 3 × tägl. 1 Eßlöffel voll in warmem Kleientrank.

II. Einreibung.
Spir. camphor.
— Sinapis āā 50,0

Buglähme.
Mit Restitutionsfluid Seite 3 einreiben.

Dämpfigkeit.
Acid. arsenicos. 5,0
Fol. hyoscyami pulv. 10,0
Pulv. equorum 485,0
DS. Auf jedem Futter 1 Kaffee. voll. Dabei frisch gemähten Klee, im Winter rohe Kartoffeln füttern.

Druckwunden.
(Siehe Satteldruck.)

Druse (Atemnot).
Ol. Lign. Juniperi
DS. Auf einen heißen Stein träufeln und einatmen.

Druse.
Innerlich:
Stib. sulfurat. aur. 15,0
Ammon. chlorat. 100,0
Fruct. Juniperi pulv.
Rad. Gent. pulv.
Sulf. sublimat. āā 250,0
Sem. Foenigraec.
Rad. Liquir. pulv. āā 120,0
misc.
DS. 3 × tägl. 1 Eßlöffel voll aufs Futter.

I. Einreibung der Kehlkopfgegend:
Spir. Sinap. 100,0
— camphor.
Ol. Terebinth. āā 50,0
DS. 3 × tägl. einreiben.

II. Ungt. ciner.
Ol. Hyoscym. āā 50,0
misc.

Zum Breiumschlag:
Plac. sem. Lini
Flor. Chamonill. p. āā 200,0
Weizenkleie 600,0
DS. Man rührt das Pulver mit heißem Seifenwasser an und legt den Breiumschlag auf die Anschwellungen des Halses. Bei Anschwellungen, die vermutlich Eiter enthalten, Tierarzt beiziehen!

Dummkoller.
Aloes 20,0
Natr. sulfur. 200,0

Pferde

Plac. Sem. Lini 100,0
misc. fiat electuarium.
DS. In 2 Portionen innerhalb 2 Stunden, dann Tierarzt.

Durchfall.
Natr. bicarbon. 100,0
— chlorat. 150,0
Rad. Althaeae pulv. 100,0
Ferr. sulfuric. 75,0
Cort. Querc. pulv. 75,0
misc. fiat pulv.
DS. 3 × tägl. 1 Eßl. im Futter.
Für Fohlen:
Tannalbin pulv. 50,0
DS. 3 × täglich 1 Kaffeel. im Schleim.

Ernährungsstörung.
Sal. Carol. fact. pulv. 100,0
Rhiz. Calam. 50,0
Ferr. pulv. 10,0
DS. Auf jedes Futter 1 Eßlöffel voll.

Fieber.
Camphor. trit. pulv. 2,0
Kal. nitric. pulv. 8,0
Tart. stibiat. 2,0
Plac. sem. Lini 30,0
Mel. q. s.
misc. f. bolus I tal. dos. VI.
DS. 2 × tägl. 1 zu geben.

Fieberpillen.
Camph. pulv. 2,0
Kal. nitric. 8,0
Tart. stibiat. 2,0
Plac. Lini 30,0
Mel. q. s. f. bolus
DS. Nicht öfters als 2 × tägl. zu geben.

Freßlustmangel.
I. Natr. chlorat. 100,0
— bicarbon. 50,0
— sulfuric. 400,0
Stib. sulf. nigr.
Sulf. sublimat.
Rad. Gentian.
Rhiz. Calami
Fruct. Juniperi p.
Sem. Foenigraec. $\overline{aa}$ 50,0
Plac. Sem. Lini 150,0
m. f. pulv.
DS. 4 × tägl. 1 Eßl. aufs Futter.

II. Rad. Gentian. p. 200,0
Natr. sulfuric. p. 100,0
— chlorat. 50,0
— bicarbon. 50,0
m. f. pulv.
DS. Auf jedes Futter 2 Eßl. voll.

Galle.
I. Jod. pur. 1,0
Kal. jodat. 5,0
Sap. virid.
Ungt. ciner. $\overline{aa}$ 35,0
m. f. ungt.
DS. Zum Einreiben.

II. Tinct. Jodi 25,0
Spir. saponat. 100,0
DS. Tägl. 1 × einzureiben.

Geschirrdruck.
(Siehe Satteldruck.)

Geschlechtstriebanregung (zum Rossen).
Cantharid. pulv. 1,0
Fruct. Capsic. p. 6,0
Fruct. Carvi p. 15,0
f. pilul. Nr. 3.
DS. Tägl. 1 Pille zu geben.

Haarausfall bzw. Haarfressen und Scheuern der Schweif- und Mähnenhaare.

Zuerst mit Sapo viridis und heißem Wasser sauber waschen und abspülen.

I. Hydrarg. bichlor. 0,15
Glycerin 15,0
Spir. dilut. ad. 100,0
die Haut einreiben oder mit

II. Resorcin 3,0
Spir. dilut.
Ol. arachidis aa 50,0

Harnruhr (schwarze).

I. Natr. bicarbonic. pulv. 100,0
Dos. III. S. 3× tägl. Pulver in Wasser, sofort Tierarzt, falls Lähmungserscheinungen.

II. Ferr. sulfur. 100,0
Fruct. Juniperi p. 50,0
Natr. chlorat. 100,0
— bicarbon.
— sulfur. aa 250,0
Sem. Foenigraec.
Plac. Sem. Lini aa 100,0
misc. f. pulv.
DS. 4× tägl. 1 Hand voll aufs Futter

III. Camphor. titr. 4,0
Rhiz. Zingib. p. 10,0
Roggenmehl q. s. (50,0)
Aqua q. s.
f. Electuar tal. dos. VIII.
DS. Morgens und abends die Hälfte geben.

Harnverhaltung.

I. Fruct. Juniperi 330,0
Natr. sulfur. cryst. 150,0
Kal. nitric. 20,0
DS. Halbstündl. 1 Eßlöffel mit ¼ Liter Kalkwasser oder Kamillenttee.

II. Spir. camphorat.
Liq. Ammon. caust. aa
DS. Einreibung in die Kreuzgegend.

Hautentzündung (nässende).

Pyoktanin 15,0
Pix liquid.
Sulf. sublimat. aa 100,0
Sap. virid.
Spiritus aa 200,0
Aqua 600,0
DS. Nach gründlicher Reinigung der Wundflächen werden mit diesem Liniment getränkte Wattebauschen aufgebunden und tägl. erneuert.

Hufbeschlag.

Ol. Pretoselin.
DS. Einige Tropfen in die Nüstern eingerieben zur Beruhigung.

Hufkitt.

I. Guttapercha 10,0
Ammiakharz 20,0
Tereb. ven. 5,0
wird geschmolzen und warm in die getrocknet. Risse geschmiert.

II. Ammiakgummi 30,0
Tereb. 10,0
Guttapercha 60,0

Pferde

f. Zylinder 9 cm/3,5 cm Durchmesser.

Hufschmiere.

I. Lanolin. crud. 85,0
   Ol. Rapae 15,0
   — Mirban gtt. X
   — Citronell. gtt. V
   misc. f. ungt.

II. Vaselin. flav. crud.
    mit oder ohne Fulig (Ruß) gefärbt.

III. Adip. Lan. anhydr. 40,0
     Sebum ovil. 20,0
     Aqua dest. 10,0

IV. Zur Anregung des Wachstums.
    Ol. lauri
    Ad. suill. $\overline{aa}$.
    DS. Zum Einschmieren d. Hufe. In allen Fällen vor dem Schmieren die Hufe sauber waschen und auch die Sohle einfetten.

Hüftlähme.
(siehe Schulterlähme).

Husten.

I. Natr. chlorat. 500,0
   Stib. sulfur. nigr. 100,0
   Sem. Foenigraec. p. 50,0
   Rad. Liquir. p. 50,0
   misc. f. pulv.
   DS. Auf jedes Futter 1 Eßlöffel voll.

II. Breiumschlag auf d. Brust:
    Sem. Sinap. pulv. 100,0
    Weizenkleie 900,0
    misc. f. pulv.
    DS. Man rührt das Pulver mit auf 50—60° C erhitztem Wasser an und macht mit dem Teig den Breiumschlag.

Influenza.
(siehe Brustseuche.)

Kniebeule.

Ammon. chlorat. 50,0
Spir. camphor. 50,0
Acetum 500,0
Aqua 1 Liter
misc.
DS. Man taucht eine Leinwandbinde in die Lösung, umwickelt das Knie damit und verbindet dann recht dicht mit wollenen Binden.

Kolik.

I. Einreibung:
   Spir. camphor.
   — saponat.
   Liq. Ammon. caust. $\overline{aa}$
   Ol. Terebinth.

II. Bei Verstopfungskolik:
    a) Tinkt. Opii spl. 5,0
       Ol. ricini
       Natr. sulfuric. $\overline{aa}$ 40,0
    DS. In ½ Liter Kamillen- oder Pfefferminztee einschütten. Nach ½ Stunde wiederholen bis Besserung.

    b) Tart. stibiat. 3,0
       Natr. sulfuric. 100,0
       Fruct. Carvi p. 25,0
    DS. Alle ½ Stde. 1 Pulver bis zur Wirkung.

c) Stib. sulfurat. nigr. 15,0
Tart. depur. 30,0
Natr. sulfur. crist. 200,0
Flor. Chamomill. p. 60,0
Farin Tritic. 40,0
Aqua q. s.
misc. f. Electuar.
DS. In 2 Hälften innerhalb.
½ Stde.

III. Bei Windkolik u. Krampfkolik:
Tinct. Opii simpl. 30,0
Spir. aether. 70,0
Ol. Anisi 2,0
DS. ½—¼ stündl. 1 Eßl. voll mit ½ Liter Wasser verdünnen.

IV. Bei Kolik mit Durchfall:
Alumen pulv. 20,0
Flor. Chamomill. p. 50,0
Cort. Querc. p. 50,0
Fruct. Juniperi p. 50,0
Sir q. s.
DS. Alle Stdn. den 4. Teil der Latwerge geben.

V. Bei Harnverhaltung:
Fruct. Juniperi p. 330,0
Natr. sulfur. crist. 150,0
Kal. nitric. 20,0
DS. Halbstündl. 1 Eßlöffel mit ¼ Liter Kalkwasser.

VI. Koliktinktur:
a) Tinct. Aconit.
Aether $\overline{aa}$ 10,0
Spir. camphor. 15,0
Ol. Petroselin. 5,0
DS. Stündl. 1 Teelöffel voll zu geben.

b) Aether 50,0
Tinct. Valer. 49,0
Ol. Carvi 1,0
misc.
DS. In kaltem Wasser die Hälfte und nach 1½ Stde. den Rest geben.

Magendarmkatarrh.
Natr. chlorat. pulv.
Rad. Gentian. pulv.
Fruct. Juniperi pulv.
Sal. Carol. fct. pulv. $\overline{aa}$ 100,0
DS. Auf jedes Futter 1 Eßlöffel voll.

Mauke.
I. Bism. subgallic. 5,0
Amyl. tritic. 30,0
DS. Zum Pudern.

II. Thioform 5,0
Alumen 15,0
Zinc. oxyd.
Amyl. $\overline{aa}$ 75,0
DS. Zum Pudern.

III. Alumen ust. pulv.
DS. Zum Pudern.

IV. Liq. Plumli subacetic. 10,0
Ol. Olivar. 20,0
DS. Zum Verband.

Nageltritt.
Nagel entfernen und sofort in die Öffnung.
I. Tinct. Jodi
Spiritus $\overline{aa}$ eingießen oder
II. Ol. terebinth.
Ist schon Eiterung eingetreten bzw. Lahmheit Tierarzt holen, mindestens vom Schmied aufschneiden lassen, baden im

Pferde

warmen Lysolwasser, nachher ebenfalls Jod einpinseln und Wunde mit Watte und Deckeleisen schützen.

Pferde- oder Strengelpulver.
Rad. Gentian. pulv. 50,0
Fruct. Juniperi pulv. 75,0
Rhiz. Calami pulv. 100,0
Sem. Foenigraec. pulv. 75,0
Natr. sulfur. sicc. 100,0
Sulfur. sublimat. 100,0
Natr. bicarbon. 100,0
Stib. sulfur. nigr. 100,0
Rad. Liquir. pulv. 100,0
m. f. pulv.
DS. 3× tägl. 3 Eßlöffel voll auf Kurzfutter, Brot oder Honig zu geben.

Piephacke.
I. Jodvasoliment
DS. Tgl. 2× einreiben.

II. Ungt. acre. (canth.)

Räude.
I. Pix. liquid.
Sulfur sublimat. āā 25,0
Sap. vir.
Spiritus āā 50,0
misc.
DS. Die kranken Stellen mit warmem Seifenwasser tüchtig abwaschen und täglich mit der Einreibung einschmieren.

II. Creolin 20,0
Sap. vir. 10,0
Spiritus 10,0
DS. Täglich 1—2× einreiben.

III. Hydr. sozojodolic. 10,0
Natr. chlorat. 50,0
Aq. d. fervid. ad 1000,0
DS. Zum Einreiben.

Rhachitis.
Calc. carbon. praec.
— phosphoric. p. āā 100,0
Fruct. Foenicul p. 50,0
misc.
DS. Auf jedes Futter 1 Eßlöffel voll.

Rheumatismus.
I. Natr. salical. 100,0
Rad. Gentian. pulv.
— Valerian. pulv. āā 5,0
Aqua dest. q. s. fiat. Electuar
DS. Tägl. $^1/_3$ zu geben.

II. Spir. camphor. 250,0
Tinct. Capsic. 30,0
Ol. Terebinth. 20,0
misc.
DS. 3× tägl. einreiben.

Gegen zu starkes oder zu oftes

Rossen.
Natr. bromat.
Kal. bromat. āā 50,0
DS. Zwei Abende hintereinander je die Hälfte im Saufen zu geben.

Ruhr der Fohlen.
I. Acid. tannic. 15,0
Rad. Liquir. p. 30,0
Sir. q. s. f. pilul. V.
DS. 3stündl. 1 Pille.

II. Einreibung:
Tinct. Capsic. 20,0
Spir. Sinap. 30,0
— camphor. 150,0
DS. 3 × tägl. 1 Eßlöffel voll den Leib einreiben.

Satteldruck.
Leichte Druckstellen bzw. Beulen öfters am Tage mit
I. Tanninspiritus $10^0/_0$ig.(Spir. dilut.) befeuchten, möglichst keine wässrigen Umschläge, da sonst die Haut immer weicher wird und man dann nicht weiter reiten kann.

II. Sind die Beulen sehr stark, so muß das Pferd stehen bleiben. Dann Umschläge m. Liq.alum. acetic. oder Abkochung von Cort. Quercus.

III. Offene Beulen mit H_2O_2 (3% offic.) begießen, bis die Wunde nicht mehr schäumt und einfach offen lassen oder mit Tannoform oder mit Salbe behandeln.

IV. Empl. Lithargyr. 40,0
Seb. ovil. 25,0
Adip. suill. 33,0
Acid. salicyl. 2,05
DS. 2—3 × tägl. messerrückendick auflegen, vorher mit H_2O_2 reinigen.

Schulterlähme.
(Siehe auch Buglähme.)
Spir. saponat.
— camphor. $\overline{aa}$ 250,0
Liq. Ammon. caust. 50,0
DS. Zum Einreiben.

Sehnenklapp.
I. Ammon. chlorat.
Spir. camphorat. $\overline{aa}$ 50,0
Acetum 1 Liter
Aqua dest. 3 ,,
DS. Morgens und abends 8 Tage lang Prießnitzumschlag.

II. Salbe:
Kal. jodat.
Aqua dest. $\overline{aa}$ 10,0
Sap. kal. 20,0
Ungt. Hydr. cin. 60,0
misc. f. ungt.
DS. Tägl. 2 × vor dem Auflegen des Umschlags einreiben.

Spath.
I. Ungt. Hydr. cin. 30,0
Acid. salicyl. 10,0
Adip. suill. 60,0
misc. f. ungt.
DS. Tägl. 1 × die Spathstelle einreiben — 1 Woche lang.

II. Falls Gebrauchsmöglichkeit vorher (vor dem Fahren) einreiben mit
Ol terebinth. 50,0
Lin. ammoniat. camph. 100,0

Stärkungs- bzw. Mastpulver.
Arsenic. alb. 0,2
Sem. foenugraeci 8,0
Ferr. sulf. pulv. 2,0
DS. Einmal tägl. mit dem Futter zu geben.

Steingallen.
Durch Schmied offen legen und pinseln mit
Tinkt. Jodi
Tinkt. Gallar. $\overline{aa}$ 10,0

Pferde

Stollbeule oder Schwamm.
I. Einreibung:
  Sap. vir. 130,0
  Liq. Ammon. caust. 30,0
  Ol. Petrae 20,0
  Tinct. Canthar. 20,0
  misc.
  DS. Tägl. 1× einreiben und zwar 2 Tage hintereinander und setzt 2 Tage aus.

II. Ungt. acre (Canth. us. vet.).

Strahlfäule.
I. Einlagen von Werg, das mit Pix liquida getränkt ist.

II. Ausspritzen des Strahls mit 5%iger Cupr. sulfuric.-Lösung.

III. Tinct. Aloes
  — Myrrhae āā 15,0
  DS. 2× tägl. einpinseln.

IV. Acid. salicyl. 5,0
  Glycerin 20,0
  Tinct. Aloes 100,0
  — Gallar. 100,0
  misc.
  DS. Tägl. 1× einpinseln.

Strahlkrebs.
Auri pigment. pulv.
Cinnabaris
Amylum āā 10,0
DS. Zum Einstreuen.

Strengel (siehe Druse).

Überbein.
I. Für leichtere Fälle:
  Camphor. trit.
  Acid. salicyl āā 10,0

Ungt. ciner. 30,0
Adip. suill. 50,0
misc. f. ungt.
DS. 4 Wochen lang morgens und abends einreiben.

II. Für hartnäckige Fälle:
  Kal. jodat 10,0
  Aqua dest. 8,0
  Sap. kal. 1,0
  Ungt. cin. 80,0
  misc. f. ungt.
  DS. siehe oben!

Verstopfung.
I. Aloe 20,0
  Natr. sulfur. cryst. 250,0
  Rad. Gent. pulv. 100,0
  Rad. Valer. pulv. 50,0
  m. f. electuar.
  DS. In 2× zu geben.

II. Calomel 10,0
  Tub. Jalap. pulv. 15,0
  Aloe pulv. 30,0
  Sap. kal. 15,0
  f. pilul. Nr. I.
  DS. Auf einmal dem Pferde einzugeben.

Wunden.
I. Tinkt. Jodi
  Spir. āā
  DS. Zum Pinseln.

II. Acid. salicyl. 5,0
  Tinct. Myrrhae
  — Aloes āā 45,0

III. Kreosot 5,0
  Tict. Myrrhae
  — Aloes āā 20,0

IV. Tinct. Aloes
— Myrrhae
Ol. Terebinth. aa 75,0
Acid. carbol. gtt. XV.
DS. A. zum Pinseln.

Würmer.

I. Eosin 0,2
Tart. stib. 20,0
Sacchar. alb. 30,0
div. in part. aeq. VI.
DS. Morgens u. abends 1 Pulver in Wasser.

II. Flor. Tanaceti
Tub. Jalap. aa 30,0
Flor. Cinae
Fruct. Foenicul. p. aa 100,0
Natr. sulfur. p. 200,0
DS. 3 stündl. 3 Löffel (für junge Pferde).

III. Aloe 30,0
Kamal. 16,0

Tart. stibiat. 8,0
Sap. virid. q. s.
f. pilul. Nr. II.
DS. 1 Pille morgens vor dem Futter, die 2. wenn nötig nach 4 Tagen zu geben. Für Fohlen die Hälfte.

IV. Tart. stibiat. 20,0
Aqua dest. 300,0
Tinct. Arnicae q. s.
DS. 3 Eßlöffel ins Getränk tägl.

V. Calomel 10,0
Tart. stibiat. 12,0
Natr. sulfur. 200,0
misc. divid. in part aeq. IV.
DS. täglich ein Pulver.

VI. Ol. Terebinth. 50,0—100,0
— Ricini 200—400,0
DS. Auf einmal einschütten und ¾ Liter Wasser verdünnt.

Rinder.

Aufblähen
(siehe Trommelsucht).

Augenentzündung.
I. Liq. Aluminii subacet 15,0
   Aqua dest. ad 300,0
   DS. Alle Stunde anzuwenden zu Umschlägen.

II. Zinc. sulfur. 0,25
    Tinct. Opii croc. 1,0
    Aqua dest. 100,0
    DS. Zum Abtupfen.

III. Augenfell (Hornhauttrübung):
     Ungt. Hydr. oxyd. rub.
     — Zinci   aa 20,0
     Camphor. 0,5
     m. f. ungt.
     DS. 8 Tage hindurch 1 Linse groß in das kranke Auge einzustreichen und mit dem Augenlid auf dem Augapfel verreiben.

IV. Calomel v. h. p. 5,0
    Sacchar. p. subt.
    — Lact. ,, ,, aa 2,5
    m. f. pulv.
    DS. Alle 2 Tage eine Federmesserspitze voll in das kranke Auge einzublasen.

Bläschenkatarrh
(siehe Scheidenkatarrh).

Blutharnen.
I. Aluminis ust.
   Ferr. sulf.   aa 50,0
   Natr. bicarbon. 150,0
   Sem. Lini 100,0
   m. f. pulv.
   DS. 3 × tgl. 1 Eßl. in je 1 Liter Kamillentee.

II. Plumb. acetic. 3,0
    Natr. acet. 10,0
    Camph. trit. 12,0
    Calc. carbon. 120,0
    misc. f. pulv. div. in part VI.
    DS. Morg. u. abends 1 Pulver in 1 Liter Mehltrank zu geben.

Bremsenöl
(s. auch Pferde u. Allgemeines).
Oleum Lauri
— Eucalypt.   aa 5,0
Nitrobenzol. 10,0
Petroleum 30,0
Ol. Rapae 50,0
DS. Zum Einreiben.

Brunstpulver.
I. Cantharid. pulv. 1,0
   Caryophill. pulv. 1,0
   Fruct. Capsic. pulv. 2,0
   — Juniperi pulv. 2,0
   Sem. Sinap. nigr. pulv. 6,0
   — Lini pulv. 3,0
   m. f. pulv.

DS. In 2 Portionen innerhalb einer Stunde zu geben vor dem Decken.

Brunst- oder Rindertropfen.
Tinct. Cantharid. 15,0
Ol. carpophyll. gtts. XV.
Tinct. Santali rubr. q. s.
DS. Das Ganze unter 1 Trinkglas Schnaps und ¼ Liter Wasser auf einmal einschütten ½ Stunde vor dem Deckakt.

Buglähme
(siehe Schulterlähme).

Darm- und Magenentzündung.
I. Trank:
Tinct. Veratr. 15,0
— Gentian. 20,0
Acid. hydrochlor. dilut. 80,0
DS. 3 stündl. 1 Eßlöffel voll mit ½ Ltr. Kamillentee.

II. Klistier:
Seifenwasser 1000,0
Natr. chlorat. 50,0
Ol. Lini 100,0
misc.
DS. Alle Stunden ein Klistier, bis Darmentleerung erfolgt.

III. Einreibung:
Ol. Lini 100,0
Liq. Ammon. caust. 100,0
Ol. Terebinth. 100,0
misc.
DS. Den Leib alle 3 Stunden damit einreiben.

Durchfall.
Für Kühe:
I. Alumen pulv.
Cort. Querc. pulv.
Rad. Valerian. pulv. $\overline{aa}$ 30,0
div. in part. III.
DS. Man gibt ein Pulver in ¾ Liter Pfefferminztee.

II. Acid. tannic. 15,0
Rad. Gentian. p. 60,0
Magn. carbon. 30,0
Natr. bicarb. 60,0
Fruct. Carvi p. 60,0
m. f. pulv.
DS. Stdl. 1 Eßlöffel in schw. Kaffee oder Pfefferminztee.

Für Kälber:
I. Tannalbin 1,0
Dos. X.
DS. 3stündl. 1 Pulver in Gerstenschleim.

II. Rhiz. Tormentill. pulv.
Acid. tannic. $\overline{aa}$ 10,0
Ungt. Glycerini q. s. f. pilul. X.
DS. 3 × tägl. 1 Pille.

III. Acid. salicyl.
— tannic. $\overline{aa}$ 50,0
Tinct. Opii simpl. 500,0
— Strychni
— Ipec. $\overline{aa}$ 50,0
Kreosot 7,5
DS. 2—3 stündl. 1 Teelöffel in einer Tasse Kamillentee.

IV. Opium 0,5
Acid. salicyl.
— tannic. $\overline{aa}$ 10,0
DS. 3 × täglich 1 Teelöffel in Pfefferminztee.

Rinder

Eingeweidewürmer
(siehe Würmer).

Euterentzündung.
Vor dem Einreiben das Euter jedesmal lauwarm baden mit Leinsamentee.
I. Acid. salicyl. 3,0
Ol. camphor. 100,0
DS. Tägl. 2× das Euter vorsichtig einreiben.

II. Ammon. sulfoichtyol 5,0
Spiritus dilut.
Adip. suill. aa 10,0
Lanolin 50,0
DS. Tägl. 2× einreiben.

III. Bildung von Knoten:
Camphor 6,0
Ungt. flav.
Ol. Lauri aa 25,0
DS. Zum Einreiben 2× tägl.

IV. Abführmittel:
Kal. nitric. 60,0
Nat. sulfuric. 600,0
m. f. pulv. divid. in part. III.
DS. 1 Päck. morg., mittags und abends in 1 Liter Kamillenaufguß (1 : 10).

Fieber.
Nat. sulfur. 250,0
Kal. nitric. 25,0
misc. f. pulv.
DS. Morgens und abends die Hälfte in 1 Liter warmen Kleientrank.

Flechte.
I. Creolin 5,0
Ol. Lini 100,0
DS. Zum Abweichen.

II. Tinct. Jodi dilut. aa 2%
Pyoktaninlösung.
DS. Zum Einpinseln.

Freßlustmangel.
I. Aloe pulv. 15,0
Rad. Gentian. pulv. 120,0
Rhiz. Calam. pulv. 50,0
Rad. Althaeae pulv. 50,0
Natr. chlorat. 50,0
— sulfuric. 500,0
DS. 2 Eßlöffel aufs Futter zu streuen.

II. Acid mur. dil.
Spiritus aa 180,0
DS. 3× tägl. 3 Eßlöffel in eine Weinflasche voll Wasser.

III. Für ein Kalb:
Natr. bicarbon. 20,0
Rhiz. Rhei pulv. 5,0
DS. Auf 2× in je eine Tasse Kamillentee einzugeben.

Fußräude (Schlempe-Mauke).
I. Innerlich:
Calc. carbon.
DS. 2× tägl. 1 Eßlöffel voll.

II. Aluminis ust. pulv.
DS. Zum Pudern.

III. Lysol 5,0
Ad suill 100,0
DS. Zum Aufstreichen.

Gelbsucht.
Aloe pulv. 20,0
Natr. sulfur. 250,0
Rad. Gent. p. 30,0
Fruct. Juniperi 30,0

DS. 3 × tägl. 1 Handvoll aufs Futter.

Halsentzündung.
I. Ol. Terebinth.
Lin. volat. $\overline{aa}$ 150,0
DS. 3 × täglich einreiben, um den Hals warme Umschläge machen.

II. Aluminis 50,0
Acid. salicyl. 3,0
Mel 50,0
Acetum 100,0
Aqua dest. ferv. 1800,0
misc.
DS. Man erwärmt die Lösung und spritzt alle ½ Stunden das Maul aus.

Harnverhaltung.
I. Fruct. Juniperi pulv. 150,0
Magn. sulfur. 75,0
Natr. sulfur. 75,0
Fol. Uvae ursi pulv. 75,0
Kal. nitric. 25,0
Ol. Juniperi 10,0
m. f. Electuar.
DS. Stündlich hühnereigroß auf die Zunge oder mit Schleim einschütten.

II. Ol. Terebinth. 90,0
— rubr. 10,0
DS. Den Bauch und Nierengegend tüchtig einreiben.

Kalbefieber (Milchfieber).
Tierarzt.
I. Camphor. trit. 20,0
Acid. salicyl. 40,0
Natr. sulfuric. 400,0
misc. f. pulv. divid. in part. IV

DS. Alle 4 Stunden 1 Pulver in ½ Liter warmen Kamillentee.

II. Ol. Terebinth.
Liq. Ammon. caust.
Spir. saponat.
— camphor. $\overline{aa}$ 75,0
DS. 2 stündl. den Körper einreiben.

Klauenseuche (Maul- und Klauenseuche).
(Anzeigepflichtig.)
Ställe und Stallzugänge mit Kalkmilch täglich desinfizieren.
Tierarzt.
I. Acid. hydrochloric. dil.
DS. 1—2 Eßlöffel ins Saufen.

II. Creolin.
DS. 2 Eßlöffel auf 1 Liter Wasser zum Desinfizieren.

III. Pyoktanin 1,0
Aqua dest. 500,0
DS. Zum Pinseln der Mäuler.

IV. Acid. mur. pur. 30,0
Mel. 50,0
Aqua dest. 300,0
DS. Zum Pinseln der Mäuler.

V. Pyoktanin 1,0 : 100,0
DS. Zum Pinseln der Klauen.

VI. Cupr. sulfur. 20,0
Aqua dest. ad 200,0
DS. Zum Pinseln der Klauen.

Knieschwamm.
I. Ammon. chlorat.
Aqua dest.
Acid acetic.
Spir. camphor. $\overline{aa}$ 40,0

Rinder

DS. 2 Eßlöffel auf ½ Liter Wasser zu Umschlägen, morgens und abends.

II. Jodvasogen.
DS. 3 × tägl. einpinseln.

Knötchenseuche
(siehe Scheidenkatarrh).

Kolik
I. Seifenklistier:
   Sap. virid.   10,0
   Aqua dest.   1000,0
   Natr. chlorat. 125,0
   Ol. Lini   250,0
DS. Alle Stunden ein Klysma.

II. Spir. aether. nitros. 25,0
   Tinct. Opii
   — Aconit.   āā 1,0
DS. ½ Liter Wasser *einzugeben*, nach 1 Stde. wiederholen.

III. Aether   50,0
    Tinct. Valer. 49,0
    Ol. Carvi   1,0
    misc.
DS. in ½ Liter Kamillentee einzugeben.

Kreuzlähme.
I. Spir. camphor.
   — Formic.   āā 50,0
   Ol. Rosmar. gtt. XX.
   misc.
DS. Zum Einreiben.

II. Natr. salicyl.   20,0
   tal. dos. IV.
DS. 3 stündlich 1 Pulver.

Läuse
(siehe auch S. 3 u. 5).
Lysol.
DS. 3 Eßlöffel auf 1 Liter Wasser und mehrmals waschen.

Leberegel.
Amtlich empfohlene Mittel.

Magenkatarrh.
I. Acid. mur.   30,0
   Tinct. amara   30,0
   Ol. Menth. pip. 2,0
   Aqua dest.   120,0
DS. 3 × tägl. 2 Eßlöffel im Getränk.

II. Stib. sulf. nigr. 16,0
   Natr. sulfur.   40,0
   Magn. sulfur.   40,0
   Fruct. Foenic. p. 40,0
   — Anis. p.   20,0
DS. 3 × tägl. 1 Eßlöffel voll aufs Futter.

III. Rad. Gent. pulv.
    Rhiz. Calam. pulv.
    Herb. Absinth pulv. āā 100,0
    Natr. sulfur. pulv.   200,0
DS. Auf jedes Futter 2 Eßlöffel voll.

Maulgrind der Kälber.
I. Borax   20,0
   Aqua dest.
   Glycerin   āā 90,0
DS. Zum Einpinseln d. Grindes.

II. Salbe:
   Sulfur. sublimat. 20,0
   Ol. Lini   30,0
   Adip. suill.   50,0
   m. f. ungt.

DS. Man reibt nach Entfernung des Grindes die Narben recht vorsichtig mit der Salbe alle Tage 1× ein.

III. Abführmittel:
Rhiz. Rhei pulv. 5,0
Magn. carbon. 2,0
Tart. natronat 23,0
misc. f. pulv.
DS. Man gibt das Pulver auf 1× in die Milch ein.

Maulschwämmchen der Kälber.
I. Einpinselung:
Inf. Salv. (1:10,0) 500,0
Mel. 50,0
Alumen 20,0
DS. Man pinselt und spritzt das Maul 2 stündl. damit aus, nachdem es vorher mit frischem Wasser ausgewaschen ist.

II. Pulver innerlich:
Rhiz. Rhei pulv. 12,0
Calc. carbon. 30,0
m. f. pulv. divid. in part. III.
DS. 3 Tage hintereinander jeden Morgen 1 Pulver in etwas Milch.

Maulseuche
(siehe Klauenseuche).

Milch (bittere).
Stib. sulfur. nigr. 50,0
Natr. chlorat. 50,0
Fruct. Foenicul.
Sulf. sublimat. $\overline{aa}$ 100,0
Fruct. Juniperi p. 50,0
DS. 3× tägl. 1 Eßlöffel aufs Futter streuen.

Milch (blaue).
I. Mixt. sulfur. acid.
DS. Tägl. der Kuh 20,0—30,0 in $^1/_1$ Flasche Wasser.

II. Natr. bicarbon.
Natr. chlorat.
Sem. Foenugraec $\overline{aa}$ 50,0
Rad. Gent. p.
DS. 3× tägl. 1 Eßlöffel voll.

Milch (blutige).
Natr. bicarbon. 100,0
DS. Tägl. auf einmal zu geben.

Milch (rote).
Kal. nitric. 100,0
Natr. sulfur. 400,0
DS. 3× tägl. 2 Eßlöffel voll.

Milch (wässerige).
I. Trockenfütterung: innerlich
Fruct. Carvi pulv.
— Anis. pulv.
— Juniperi pulv.
Natr. chlorat.
— bicarbon. $\overline{aa}$ 100,0
DS. 3× tägl. eine Handvoll aufs Futter.

II. Herba Absinthii pulv.
Rhiz. Calam pulv.
Natr. chlorat. $\overline{aa}$ 100,0
Tart. depurat. 20,0
Stib. sulfur. nigr. 10,0
misc. f. pulv.
DS. 3 × tägl. eine Hand voll aufs Futter.

Milch (zähe).
I. Herb. Absinth. pulv.
Natr. bicarbon. $\overline{aa}$ 250,0
DS. 2—3× tägl. 2 Eßlöffel voll.

II. Flor. Chamomill. pulv.
Fruct. Carvi pulv.
Rhiz. Calami pulv.
Natr. chlorat.
Natr. sulfur.   aa 100,0
DS. Magenstärkendes Pulver.
3 × tägl. 1 gehäuft. Eßlöffel
in ½ Liter warmem Wasser.

Milch, Nichtbuttern der Milch.
Natr. bicarbon.   100,0
m. f. pulv.
DS. 50,0 auf 20 Liter Milch, in
Wasser gelöst der Milch
zusetzen.
Zum Verkauf ist Curcuma unzulässig, im Privatgebrauch zu verwenden.

Milch, Säuren der.
Reinigen der Gefäße mit heißer Sodalösung.
Natr. bicarbon.   200,0
Calc. carbon.   200,0
divid. in part. IV.
DS. 2 Pulver täglich den Kühen zu geben.

Milchfieber
(siehe Kalbefieber).

Milchmangel.
Sem. Foenugraeci
Rad. Gent. pulv. gr.
Fruct. Foenicul. pulv. gr.
— Juniperi pulv. gr.   aa 100,0
Sulfur   50,0
Natr. bicarbon.   200 0
Stib. sulfur. nigr.   50,0
DS. 3 × tägl. eine Handvoll aufs
Futter streuen.

Nabelsalbe für Kälber.
Thymol   0,3
Acid boric.   4,7
Vasel. flav.   22,5
Adip. Lanae   22,5
m. f. ungt.
DS. Morgens und abends nach
sorgfältiger Reinigung bestreichen.

Räude.
Pix liqud.
Sulfur. sublimat.   aa 150,0
Sap. kalin.   50,0
Spir. dilut.   500,0
DS. Zum Einreiben.

Rheumatismus.
I. Natr. salicyl. 75,0
divid. in part. aeq. Nr. III.
DS. Im Laufe eines Tages zu verabreichen.

II. Einreibung:
a) Salicylvasoliment   10%

b) Spir. camphor.   250,0
   Ol. Terebinth.   25,0
DS. Alle 6 Stunden einreiben
und dann sofort einen Prießnitzumschlag.

Prießnitzumschlag:
Plumb. acet.   15,0
Aquae   2000,0
Spirit. 90%   50,0
DS. Äußerlich.

III. Abführmittel bei Fieber:
Ammon. chlorat   60,0
Kal. nitric.   60,0
Natr. sulfur.   350,0
divid. in part. IV.

DS. 3 stündl. 1 Pulver in 1 Liter
warmem Wasser gelöst zu
geben.

Rindern (zu starkes).
I. Camphor 20,0
Rad. Val. pulv. 50,0
m. f. pulv. divid. in part. VI.
DS. In 2 Tagen zu verbrauchen.

II. Kal. bromat. 4,0—8,0
Camphor 0,5—1,0
Natr. bicarbon. 3,0
dos. IV.
DS. 2 × tägl. 1 Pulver.

Ringflechte
(siehe Flechte).

Ruhr.
I. Alumen 25,0
Acid. tannic. 25,0
— salicyl. 5,0
Ol. Lini 200,0
Inf. Menth. pip. e fol.
(20,0/200,0) 200,0
misc.
DS. Auf 2 × mit 3 stündlicher
Pause einzuschütten.

II. Acid. salicyl. 1,0
Ol. Lini
Aqua dest. $\overline{aa}$ 100,0
DS. Als Klistier alle ½ Stunden
angewärmt.

Ruhr der Kälber.
I. Tinct. Opii simpl. 50,0
— Strychn. 10,0
Vin. rubr. 300,0
DS. Alle 3 Stunden 1 Eßlöffel
voll.

II. Acid. salicyl. 0,5
Extr. Ratanh. 2,0
add. Aqua dest. 3,0
Glycerin 2,0
Sebum 5,0
Ol. Cacao 25,0
divid. in part. X f. suppos.
DS. Nach jeder Darmentleerung 1 Zäpfchen.

Scheidenkatarrh
(Bläschenkatarrh).
I. Lysol
DS. 1 Eßlöffel auf 1 Liter Wasser zum Ausspülen.

II. Lysol 5,0
Ad. suill. 100,0
DS. Zum Einstreichen in die
Scheide.

III. Pyoktanin 2,0
Natr. bicarbon. 5,0
Bolus alba ad 100,0
DS. Jeden 2.—3. Tag soviel wie
ein Kaffee- oder Eßlöffel
voll in der Scheide des
kranken Tieres mittelst Einblasens zu zerstäuben.

IV. Aluminis pulv.
DS. 1 Eßl. auf 1 Liter laues
Wasser zum Spülen.

V. Hydrarg. sozojodolic 0,05
Ol. Cacao 10,0
f. suppositor. tal. dos. VI.
DS. Täglich 1 Zäpfchen in die
Scheide einführen.

VI. Chinosol 0,1
Ol. Cacao 10,0
f. suppositor. tal. dos. VI.
DS. dito.

Rinder

Schlempe (Mauke-Fußräude).
I. Innerlich:
  Calc. carbon.
DS. 2 × tägl. 1 Eßlöffel.

II. Alumen ust. pulv.
DS. Zum Pudern.

III. Lysol 5,0
  Ad suill. 100,0
DS. Zum Aufstreichen.

Schulterlähme (Buglähme).
Spir. camphor.
— saponat. a͞a 100,0
Liqu. Ammon. caust.
Ol. Terebinth. a͞a 50,0
DS. 3 × tägl. einzureiben und warm verbinden.

Trächtigkeitspulver.
Nur nützlich, wenn keine besondere Krankheit vorliegt.
Camphor. japonic. trit. 15,0
Aluminis pulv.
Kali nitric. pulv. a͞a 90,0
Natr. sulfuric. crud. 250,0
Divide in dos. IV.
DS. Das erste Pulver morgens beim Rindern, das zweite ½ Stunde nach dem Decken, das dritte am nächsten, das vierte am übernächsten Tag im warmen Wasser gelöst einschütten.

Trommelsucht (Aufblähen).
I. Liq. Ammon. caust. 200,0
  Spir. camphor. 250,0
  Aether 50,0
DS. 1 Eßlöffel auf 1 Liter Wasser.

II. Liq. Ammon. caust. 100,0
  Tinct. Colchic. 10,0
  Liq. Ammon. anis. 20,0
DS. Alle 5—10 Minuten 4 Eßlöffel mit 1½ Ltr. H_2O.

III. Ol. Croton 2,0
  — Lini sulf. 30,0
  Liq. Ammon. caust. 50,0
  Ol. Carvi 4,0
  Tinct. Aloes
  — Asae foet. a͞a 15,0
DS. 1 Eßlöffel mit ¼ Liter Wasser alle 10—20 Minuten. Für Jungvieh entsprechend weniger.

Verkalben (ansteckendes).
Calc. phosphor. crud. 500,0
Rad. Valer. pulv.
— Gent. pulv. a͞a 200,0
Asae foet.
Ferr. sulfur. a͞a 50,0
DS. 2 × tägl. 1 Eßlöffel voll auf Futter.
Stalldesinfektion nötig!

Verstopfung.
I. Tart. stibiat. 5,0
  Natr. sulfur. sicc. 250,0
  Aloe pulv. 30,0
DS. Alle 2 Stunden 1 Eßlöffel in Kamillentee bis gute Wirkung.

II. Sap. virid. 10,0
  Aquae 1000,0
DS. Alle Stunden ein solches Klistier.

Zum Wiederkäuen anregen.
Tinct. Veratri
Acid. muriat. dil. a͞a 75,0

DS. 3 × täglich 2 Eßlöffel auf
1 Flasche Pfefferminztee.

Würmer (Eingeweide).
I. Aloe pulv. 150,0
   Sem. Arecae p. 240,0
   Fruzt. Anis. „ 30,0
   Sem. Foenugraec. „ 60,0
DS. Morgens und abends 1 Eßlöffel aufs Futter.

II. Herba Absinthi pulv.
    — Tannacet pulv.
    Aloe pulv. $\overline{aa}$ 30,0
    Ol. Animal. foet   15,0
    — Lini   500,0
    misc.
DS. Unter Einhaltung einer Pause von 5 Stunden auf 2 × einzuschütten.

Zurückbleiben der Nachgeburt.
I. Summitat. Sab. pulv. 100,0
   Aloe pulv.   50,0
   Myrrha pulv.   20,0
   Fruct. Anis. pulv.   100,0
   Natr. sulfur.   200,0
   m. f. pulv.
DS. 3 stdl. 4 Eßlöffel voll in Braunbier.

II. Cort. Quercus pulv. 100,0
    Sem. lini. pulv.   150,0
    Natr. sulfuric. sicc. 250,0
DS. 3 stdl. 1 Eßlöffel in lauwarmen Wasser.

III. Creolin
DS. 1 Eßlöffel voll auf 1 Liter lauwarmen Wassers, 3 × tägl. die Gebärmutter ausspülen.

IV. Kal. permang. Acid.
    acetic. dilut. $\overline{aa}$ 1,0
Auf 1 Liter lauwarmen Wasser, 3 × tägl. die Gebärmutter ausspülen.

Schweine.

Appetitlosigkeit.
I. Rhiz. Calam. pulv.
Rad. Gent. pulv.
Stib. sulfur. nigr.   aa 20,0
Natr. bicarbon.
— chlorat.
— sulfur. crist.   aa 100,0
m. f. pulv.
DS. Tägl. 3 × 1 Eßlöffel.

II. Pepsin   20,0
Acid. mur. dil.   40,0
Aqua dest.   60,0
DS. Zu jedem Futter ½ Eßl.

Augenentzündung.
I. Zinc. sulfur.   0,25
Tinct. Opii croc.   1,0
Aqua dest.   100,0

II. Chinosol   0,1
Aqua dest.   ad 100,0
DS. Man wäscht die Augen tägl. 3 ×, zuerst mit warmem Wasser und dann mit dem Augenwasser aus.

Beruhigungs- (Rausch-) Pulver.
Camphor   5,0
Kali nitric.
Natr. bromat.   aa 10,0
Natr. sulfuric. sicc.   50,0
DS. Auf 3 × zu geben.

Bräune (Halsentzündung).
Tierarzt.
I. Rhiz. Veratr. alb. pulv.
Tart. stibiat.   aa 1,0
DS. Mit einem Löffel Wasser angerührt, einschütten, ev. nach ½ Stunde, wenn kein Erbrechen erfolgt, dasselbe.

II. Ol. Cantharid.
— Terebinth.   aa 40,0
Acid salicyl.   3,0
misc.
DS. Den Hals resp. Kehlkopf 1 × einreiben.

III. Kal. nitric.   5,0
Natr. sulfur.   50,0
DS. Innerlich 3 × tägl. 1 Eßlöffel voll.

Brunstpulver.
I. Cantharid pulv.   1,0
Fruct. Capsic. pulv.   2,0
Caryophyll pulv.   2,0
Sem. Lini pulv.   6,0
— Sinap. pulv.   3,0
m. f. pulv.
DS. In 2 Portionen innerhalb 1 Stunde zu geben.

II. Pp. Bolet. cervin. 30,0
Fruct. lauri pulv.   50,0
Fruct. capsici pulv.   5,0

DS. 3 × tägl. 1 gehäuften Kaffeelöffel in Kleie vor dem Fressen.

Durchfall.
der Schweine:
I. Alumen. pulv.
   Cort. Querc. pulv.
   Rad. Valer pulv.   aa 30,0
DS. Stündlich einen Eßlöffel.

II. Ferr. sulfur.   2,5
    Alum. pulv.   2,5
    Gumm. arab.   p. 25,0
    Sacchar. lact.   ,, 20,0
    m. f. pulv. divid. in part. IV.
DS. Alle 3 Stunden 1 Pulver in
    1 Tasse warm. Kamillentee.

III. Acid. salicylic. pulv.
     Acid. tannic.   aa 5,0
     Cort. Querc. pulv.   10,0
     Fol. Menth. pip. p. 10,0
     m. f. pulv.
DS. Im Laufe des Tages zu
    geben.

der Ferkel:
I. Rhiz. Rhei pulv.   1,0
   Calc. carbon.   10,0
   m. f. pulv. divid. in part. X.
DS. Man rührt tägl. 2 × 1 Pulver in 1 Eßlöffel voll Kamillentee an und gibt dies dem Ferkel ein.

II. Tannalbin pro us. vet. 1,0
Dos. X. S. 2—3 × tägl. 1 Pulver
    in Schleim zu geben.

III. Tinct. Opii croc.   2,0
     Sol. Natr. bicarbon. 18,0
DS. 20 Tropfen in Pfefferminztee.

Englische Krankheit (Knochenweiche).
I. Für das Mutterschwein:
   Calc. phosphor. crud. 100,0
   Rad. Liquir. pulv.   20,0
   — Gent. pulv.
   Fruct.Foenicul.pulv. aa 20,0
DS. In jedes Futter 1 Kaffeelöffel voll.

II. Für ein Ferkel:
    Calc. carbon. praec. 30,0
    — phosphor. crud.   20,0
    Ferr. sulfur. pur.   5,0
    Sacch. Lact. pulv.   30,0
DS. 2 × täglich 1 Messerspitze
    bis Teelöffel voll dem Futter
    beifügen.

III. Für beide:
     Emulsio jec. aselli
DS. 3 × tägl. 1 Eßlöffel in Milch.

IV. Ol. jecor. asell. cum Vigantol.

Erbrechen.
I. Natr. chlor. pulv.   30,0
   Natr. bicarbon. pulv. 30,0
   Calc. carbon. pulv.   20,0
   m. f. pulv.
DS. 3 × tägl. 1 Eßlöffel aufs
    Futter.

II. Calc. carbon.   5,0
    Natr. bicarbon.
    — chlorat.
    — sulfur. c.   aa 10,0
    Sem. Lini pulv.   50,0
    m. f. pulv. divid. in part. V.
DS. Alle 3 Stunden 1 Pulver in
    einer Tasse warmen Kamillentee.

Schweine

Ferkelgrind
(Ferkelausschlag).

I. Ol. Lini
Aqua Calc. āā 50,0
Liq. Plumb. subacet. 2,0
misc.
DS. Liniment zum Bepinseln. Man pinselt die Bläschen und den Grind tägl. 2 × ein.

II. Innerlich:
Natr. sulfur. pulv. 80,0
— chlorat. pulv. 20,0
Stib. sulfur. nigr. 20,0
m. f. pulv.
DS. Man gibt der Mutter tägl. 2 × 1 Eßlöffel voll 2 Tage hintereinander. Einem Ferkel gibt man 2 Tage hintereinander tägl. 1 Kaffeelöffel voll.

Freßlustmangel.

I. Natr. chlorat.
Stib. sulfur. nigr.
Sul. sublimat.
Natr. sulfuric. āā 100,0
Sem. Foen. graec. p.
— Lini p. āā 150,0
Natr. bicarbon. p. 200,0
DS. Auf jedes Futter eine Hand voll.

II. Fruct. Lauri pulv.
Stib. sulfur. nigr.
Sulfur. sublimat.
Calc. phosph. crud. āā 100,0
m. f. pulv.
DS. Je nach Alter 2 Messerspitzen bis 1 Kaffeelöffel voll im Getränk.

III. Sulfur. sublimat.
Rhiz. Calam. pulv. āā 100,0
Rad. Gent. pulv. 200,0
Natr. sulfur.
— bicarbon.
Calc. phosphor. āā 250,0
DS. 3 × tägl. 2 Eßlöffel voll ins Saufen.

Gebärfieber (Milchfieber).

I. Innerlich:
Kal. nitric. 10,0
Natr. sulfur. 30,0
DS. In 1 Liter Kamillentee auflösen, stündl. ¼ Liter.

II. Spirt. 100,0
Ol. Terebinth. 30,0
DS. Zum Einreiben.

Halsentzündung
(siehe Bräune).

Katarrh und Schnupfen.

Sulfur. sublimat.
Fruct. Anisi pulv. 50,0
Rad. Liquir. pulv.
— Althaeae pulv. āā 50,0
Nat. sulfur. pulv.
Ammon. chlorat pulv.
āā 25,0
m. f. pulv.
DS. 3 × tägl. 1 Eßlöffel voll. Als Getränk: Kleienwasser.

Knochenweiche
(siehe Englische Krankheit).

Kolik.

I. Natr. sulfur. pulv. 40,0
Fol. Menth. pip. pulv.

Flor. Chamomill. pulv.
Natr. chlorat. pulv. aa 10,0
misc.
DS. Auf 2× mit Einhalt einer 1stündigen Pause in je ¼ Liter schwachen schwarzen Kaffee zu geben.

II. Wurmkolik (siehe Würmer).

III. Zum Klistier:
Fol. Menth. pip.
Flor. Chamomill. aa 10,0
f. infus. c. Aqua dest. 1000,0
adde et solve
Sap. virid. 5,0
Ol. Lini 50,0
DS. Alle halbe Stdn. erwärmt man ¼ Liter und klistiert dann.

Krämpfe.
I. Kal. bromat. 4,0—8,0
DS. Einem jungen Tier 3× tägl. 4,0. Einem älteren Tiere 3× tägl. 8,0.

II. Kal. bromat.
Natr. bromat.
Ammon. bromat. aa 6,0
Acid salicyl. 0,1
Aqua Calc. 120,0
Ol. Jecor. Asell. 50,0
add. Ol. Lini 50,0
— camphor. 5,0
Tinct. Jod. 2,0
misc. f. lin.
DS. N. B.
Sodann Behandlung wie Knochenweiche.

Lähmung.
I. Ol. Terebinth. 30,0
Liq. Ammon. caust. 10,0
Ol. Lini 10,0
DS. Zum Einreiben.

Läuse.
I. Tabakabkochung
DS. 100,0 Fol. Nicotian. auf 1 Liter Wasser zu Waschungen.

II. Kal. sulfurat p. baln. 100,0
Ad. suill. Sap. virid. aa 450,0
DS. Man wäscht die Tiere alle 2 Tage mit warmem Wasser und Schmierseife ab und reibt dann sofort die Schwefelseife an allen Teilen des Körpers ein. Man wiederholt am 3. und 5. Tage.

Maul- und Klauenseuche,
wie Rinder. Anzeigepflichtig!

Milchfieber
(siehe Gebärfieber).

Muskelrheumatismus (Verfangen).
I. Spir. camphor.
Ol. Terebinth. aa 50,0
Liq. Ammon. caust. 30,0
Spir. denatur. 100,0
DS. Zum Einreiben.

II. Kal. nitric. 10,0
Herba Absinthii pulv. 30,0
Stib. sulfur. nigr. 20,0
Natr. sulfur. 80,0
m. f. pulv. divid. in part. III.

Schweine

DS. 3 stündl. 1 Pulv. in ½ Liter warm. Kamillentee.

III. Natr. salicyl. 10,0 10,0
— sulfur. 70,0
m. f. pulv. divid. in part. aeq. IV.
DS. In 1 Tag zu verbrauchen.
N. B. Keine Zementböden!

Räude.

I. Pix liquid.
Sulfur. sublimat. āā 25,
Sap. virid.
Spir. denatur. āā 50,0
DS. Täglich 1× einreiben.

II. Kal. sulfurat p. baln. 100,0
Ol. Rapae 900,0
Sap. virid. 100,0
DS. Jeden 2. Tag einreiben, vorher mit warmem Wasser abwaschen.

Rotlauf.

I. (Tierarzt!) (anzeigepflichtig)
Acid. salicyl.
Creolin āā 10,0
Adip. suill. 80,0
m. f. ungt.
DS. 3× tägl. einreiben.

II. Chin. sulfur. 5,0
solv. in
Acid. mur. 5,0
Aqua dest. 49,0
add. solut.
Acid. salicyl. 1,0
Tinct Chinioidin. 20,0
— Chin. cps. 10,0
— aromat. 10,0

DS. 4 Stunden lang alle Viertelstunden 15 Tropfen vermischt mit 2 Löffel Milch einschütten.

III. Lysol.
DS. 200,0 auf 10 Liter Wasser fortgesetzt begießen.

IV. Innerlich:
Chin. sulfur. 1,5
Spirit. 35,0
Acid. mur. dil. 5,0
Ol. Santal gtt. V.
DS. Auf einmal einzugeben.

Den gesunden Tieren gibt man als Vorbeugung:
I. Calomel 3,0
Ol. Ricini 40,0
DS. Auf einmal einzugeben.

II. VI. Salol 0,5—1,0
DS. 3× tägl. 1 Pulver.

Schnupfen.

Sulfur. sublimat.
Fruct. Anisi pulv.
Rad. Liquir. „
— Althaeae „ āā 50,0
Natr. sulfur. „
Ammon. chlorat.,, āā 25,0
m. f. pulv.
DS. 3× tägl. 1 Eßlöffel voll.
Als Getränk: Kleienwasser.

Unruhige Mutterschweine.

I. Kal. nitric. 30,0
Magn. carbon. 10,0
Pulv. Dower. 15,0
Fruct. Foenicul. 50,0

DS. Anfangs ½ stündlich, dann 1—2 stündl. 1 Eßlöffel.

II. Tinct. Opii simpl. 5,0
Spir. camphor. 20,0
DS. Man gieße dem Tier die Hälfte davon ins Ohr; nach 24 Stunden den Rest.

Unzuchtvertreibung.
Summitat. Sabin. 15,0
Natr. bicarbon. 15,0
Rad. Gent. pulv. 60,0
Sulfur. sulbimat. 60,0
DS. Am 1. Tag 4, am 2. Tag 3, am 3. Tag 2, am 4. Tag 1 Löffel voll zu geben.

Verfangen
(siehe Muskelrheumatismus).

Verstopfung.
I. Fol. Senn. pulv.
Mel. āa 1,5—20,0
m. f. elect.

II. Natr. sulfur. 50,0
DS. In Leinmehlwasser gelöst einzugeben.

Würmer.
I. Flor. Cinae pulv. 50,0
Natr. sulfur. pulv. 100,0
Rhiz. Calam. pulv.
Rad. Gent. pulv. āa 10,0
DS. 3 × tägl. 1 Eßlöffel vor dem Futter.

II. Wurmkolik:
Naphthalin 5,0
Ol. Animal. foet 3,0
Natr. sulfur. 50,0
m. f. Electuar.
DS. In 3 Portionen 2 stündl. zu geben.

III. Kamala 1—5,0 je n. Größe. Täglich 1 × zwischen Brot zu geben.

Schafe.

Aufblähen
(siehe Trommelsucht).

Augenentzündung.
I. Äußerlich:
  Tinct. Opii croc.   1,0
  Aqua Plumb.   100,0
DS. Tägl. 2 × anzuwenden.

II. Innerlich:
  Natr. sulfuric.

Bandwurm.
I. Aloe pulv.   5,0
  Extr. Filic.   1,0
  Naphthalin   0,1
  Spir. sapon. q. s.
f. pilul No. I.
DS. Man gibt morgens nüchtern die Pille und wiederholt nach 8 Tagen.

II. Ol. Animal. foet.
  — Terebinth.   aa 30,0
  Spiritus   100,0
DS. 2 × tägl. morgens u. abends 1 Eßlöffel in 1 Tasse Milch für Lämmer. Schafen gibt man 2 Eßlöffel.

III. Pulver für 10 Schafe.
  Kamala   10,0
  Asae foet.   35,0
  Ferr. sulfur   35,0
  Flor. Tanacet.   70,0
  Herba Absinthi   70,0
  Fruct. Anis. pulv.   70,0
  — Juniperi pulv.   70,0
  Natr. chlorat.   70,0
  Ol. Animal. foet.   10,0
  Ol. Terebinth.   10,0
m. f. pulv.
DS. 3 × tägl. eine Walnuß groß mit Wasser zur Latwerge gemacht, auf die Zunge geben.

Bleichsucht.
I. Ferr. sulfur. crud.   100,0
  Natr. sulfur.   500,0
  Fruct. Juniperi p.   250,0
DS. Als Lecke für 100 Schafe.

II. Fruct. Juniperi pulv. 1000,0
  Natr. chlorat. pulv. 1000,0
  Sem. Sinap. pulv.   500,0
  Ferr. sulfur. pulv.   20,0
misc. f. pulv.

Blutharnen.
Camphor trit.   3,0
Cort. Quercus pulv.   50,0
Plumb. acet.   5,0
Plac. sem. Lini   50,0
DS. 3 × tägl. 1 Teelöffel.

Durchfall.
Cort. Quercus pulv.   30,0
Rad. Valerian. pulv.   30,0
Calc. carbon. pulv.   30,0

Rad. Gent. pulv. 20,0
Natr. chlorat. pulv. 50,0
DS. Schafe 3 × tägl. 1 Eßlöffel auf die Zunge. Lämmer 3 × tägl. 1 Teelöffel auf die Zunge.

Euterentzündungen
(siehe Rinder).

Freßpulver
(siehe Rinder, entsprechend weniger).

Gebärmutterentzündung.
Lysol
DS. ½ Eßlöffel auf 1 Liter Wasser alle 2 Stunden ca. $^1/_{10}$ Liter in die Scheide.

Gesichtsgrind.
I. Creolin 5,0
Ol. Lini 100,0
DS. Die Borken tägl. 1 × abwaschen.

II. Kal. sulfurat pro baln. 5,0
Eigelb
Ol. Olivar.
Glycerin
Aqua dest. aa 20,0
misc.
DS. 3 × täglich einpinseln und den aufgeweichten Grind durch Abwaschung vor jedem neuen Einpinseln entfernen.

III. Kal. sulfurat p. b. 5,0
Aquae Calcar. 50,0
Ol. Lini 50,0
misc.

Harnruhr.
I. Camphor. 5,0
Aloe 5,0
Rad. Valer. p. 10,0
f. Elect. divid. in part. IV.
DS. Tägl. 1 Stück auf die Zunge.

II. Alumen
Ferr. sulfur. aa 150,0
DS. Ins Saufen in 50 Liter Wasser zu lösen.

Harnverhaltung.
I. Fruct. Juniperi pulv. 30,0
— Juniperi cont. 30,0
Natr. sulfur. 15,0
DS. Mit 1 Liter Wasser zum Tee kochen und 2 stündl. ¼ Liter.

II. Fruct. Juniperi cont.
Sem. Cannab. aa 25,0
DS. Mit 1¼ Liter heißem Wasser zu übergießen, nach halbstündlichem Stehen die Brühe abseichen und ¼ Liter alle ½ Stunden zum Klistier.

Hautjucken.
I. Lysol
DS. 1 Eßlöffel auf 1 Liter Wasser zum Waschen.

II. Creolin
DS. 2 Eßlöffel auf 1 Liter Wasser zum Waschen.

III. Acid. boric.
— carbol. aa 10,0
Aqua dest. 1000,0
DS. Tägl. 1 × zum Waschen.

Schafe

IV. Ammon. sulf. ichtyol. 5,0
　Aqua dest. 15,0
　Lanolin 50,0
　Axung. Porc. 30,0
　m. f. ungt.
DS. Tägl. 2—3 × gut einreiben.

Husten.
Sulf. stib. aurant. 5,0
Fruct. Juniperi pulv.
Rad Althae
Rad. Liquir. pulv. $\overline{aa}$ 30,0
Natr. chlorat. 100,0
m. f. pulv.
DS. 2 × tägl. 1 Eßlöffel.

Insekten.
Sem. Sabadill. pulv. 75,0
　Rhiz. Veratri pulv. 15,0
　Zinc. sulfur. 10,0
　m. f. pulv.
DS. Mit 8 Liter Wasser ½ Stde. kochen und mit der Flüssigkeit waschen.

Maul- und Klauenseuche
(siehe Rinder).
Anzeigepflichtig. Tierarzt.

Kolik.
I. Erkältungskolik:
　Fruct. Capsic pulv. 2,0
　Rhiz. Zingib. pulv. 8,0
　Fol. Menth. pip. pulv. 10,0
　Plac. Sem. Lini 10,0
　Natr. sulfur. p. 60,0
　misc. f. pulv. divid. in part. IV.
DS. Alle Stunden 1 Pulver in Warmbier.

II. Wurmkolik (siehe Würmer).

III. Klistier:
　Sap. medicat. 5,0
　Natr. chlorat. 45,0
　div. in part. V.
DS. Alle Stunden 1 Pulver in ¼ Liter Kamillentee zu lösen und damit Klistier.

IV. Bei Verstopfung und Überfressen:
　Natr. sulfur. 100,0
DS. In ¼ Liter Kamillentee auflösen u. auf einmal eingeben.

Kropf.
Jodi pur. 1,0
Kal. jodat.
Aqua dest. $\overline{aa}$ 10,0
Ad lanae 90,0
m. f. ungt.
DS. Täglich 1 × einreiben.

Lämmerlähme.
I. Stib. sulf. nigr. 50,0
　Butyr. 10,0
DS. Täglich 3 × haselnußgroß einzugeben bis Darmentleerung erfolgt.

II. Ol. Terebinth. 40,0
　Spir. Formic. 60,0
　— camphor. 100,0
　misc.
DS. Täglich 1 × die lahmen Glieder einzureiben.

III. Calc. phosphoric. crud. längere Zeit geben.

Lungenwurmpulver.
Für 10 Schafe:
　Ferr. sulfur. 15,0
　Asae foet. 50,0

Fruct. Juniperi 50,0
Flor. tanacet. 150,0
Herb. Absinthii 150,0
Ol. Terebinth. 30,0
m. f. pulv.
DS. Tägl. 1 × eine Walnuß groß auf die Zunge gestrichen; zur Latwerge mit Aqua.

Maulschwämmchen.
I. Abführmittel für das Mutterschaf:
Natr. sulfur. 80,0
— bicarbon. 10,0
— chlorat. 10,0
Rad. Gentian. 10,0
m. f. pulv.
DS. Man löst das Pulver in ½ Liter Wasser und gießt die Lösung auf 2 × mit einstündiger Pause ein.

II. Pulver für das Lamm:
Rhiz. Rhei pulv. 5,0
Magn. carbon. 10,0
misc.
DS. Täglich 3 × eine Messerspitze voll in Wasser.

III. Einpinselung:
Thymol 0,25
Tinct. Myrrhae
— Ratanh. āā 15,0
DS. 2 stündlich einzupinseln.

oder IV. 10% Borglycerin.

Milchpulver.
Natr. bicarbon. p. 40,0
Fruct. Anis. „ 40,0
Natr. chlorat. „ 80,0
Sem. Foenigraec. p. 80,0
Fruct. Foenicul. „ 160,0
m. f. pulv.
DS. 2 × tägl. 1 gehäuften Eßlöffel voll in Warmbier.

Räude.
I. Lysol-Bäder.
DS. 2½ Liter Lysol oder Creolin auf 100 Liter Wasser bei 30° R oder 38° C 3 Minuten baden. Nach 1 Woche wiederholen.

II. Lysol 10,0
Spir. denat. 10,0
Sap. virid. 80,0
DS. Die erkrankten Körperstellen einreiben.

Rheumatismus.
I. Spir. camphor.
— saponat. āā 150,0
Liq. Ammon. caust.
Ol. Terebinth. āā 10,0
DS. Tägl. 2 × die Glieder einreiben.

II. Innerlich:
Natr. salicyl. 5,0
— sulfur. 50,0
m. f. pulv.
DS. Tägl. 3 × 1 Eßlöffel für Schafe; für Lämmer: Tägl. 3 × 1 Teelöffel.

Schnupfen.
Stib. sulfurat. aurant. 5,0
Sulf. sublimat. 20,0
Ammon. chlorat. 20,0
Rad. Althaeae p. 100,0
Sem. Foenigraec. „ 100,0
m. f. pulv.

DS. 2× tägl. 1 Eßlöffel aufs Futter.

Skorbut.
Inf. rad. Angelic. 15,0/300,0
Acid. mur. dil. 15,0
DS. Dem kranken Lamm täglich 2× 1 Eßlöffel voll zu geben.

Trommelsucht.
Liq. Ammon. caust. 20,0
Spir. saponat. 130,0
misc.
DS. Man gibt alle Viertelstunden 1 Eßlöffel voll in 1 Tasse Milch.
Trokar! Tierarzt! (siehe auch Rinder entsprechend weniger).

Verstopfung.
I. Natr. sulfuric. pulv. 75,0
Plac. Sem. Lini 20,0
Natr. bicarbon. 10,0
Fruct. Carvi pulv. 10,0
m. f. pulv. divid. in part. III.
DS. Alle 3 Stunden 1 Pulver in ¼ Liter warmem Wasser mit ½ Tasse voll Leinöl.

II. Sapon. medicat. 5,0
Roggenmehl 45,0
div. in part. V.
DS. Man löst 1 Pulver in ¼ Lit. warm. Wasser und gibt alle Stunden ein solches Klistier.

Würmer.
Ol. Animal. foet. 2,0
— Terebinth. 2,0
Spiritus 4,0
misc. dent. tal. dos. IV.
DS. Jeden Tag 1 Portion in einer Tasse Milch auf einmal zu geben.

Zurückbleiben der Nachgeburt.
I. Kal. carbon. 5,0
Fruct. Carvi pulv.
Summitat. Sab. ,, $\overline{aa}$ 15,0
divid. in part. II.
DS. Morgens und abends 1 Pulver.

II. Ausspülen der Scheide mit Kal. permang. Acid. acetic. dil. $\overline{aa}$ 0,5
DS. Zum Ausspülen.

Ziegen.

Augenentzündung,
wie Schafe.

Bandwurm,
wie Schafe

Bleichsucht,
wie Schafe.

Blutharnen,
wie Schafe.

Brunstpulver,
wie Schweine II.

Durchfall.
I. Rhiz. Tormentill. p. 40,0
Rad. Althaeae ,, 40,0
— Valer. ,, 40,0
Natr. bicarb. 80,0
Ol. Menth. pip. 2,0
— Carvi 4,0
DS. 3 × tägl. 1 Löffel voll.

II. Acid. tannic. 4,0
Vin. rubr. 250,0
DS. 5—6 × 1—2 Eßlöffel voll.

Euterentzündung,
wie Rinder.

Freßpulver,
wie Rinder, entspr. weniger.

Gebärmutterentzündung,
wie Schafe.

Gesichtsgrind.
I. Creolin 5,0
Ol. Lini 11,0
DS. Die Borken täglich 1 × abwaschen.

II. Ol. Lini
Aq. Calcar. $\overline{aa}$ 100,0
DS. Morgens und abends die nässenden Stellen einpinseln.

III. Lysol 2,5
Ungt. Zinc. 50,0
DS. Täglich 2 × einreiben.

Harnruhr,
wie Schafe.

Harnverhaltung,
wie Schafe.

Hautjucken,
wie Schafe.

Husten,
wie Schafe.

Insekten.
I. Sem. Sabadill. pulv. 75,0
Rhiz. Veratr. 15,0
Zinc. sulfur. 10,0

Ziegen

DS. Mit 8 Liter Wasser ½ Stde. kochen und mit der Flüssigkeit waschen.

II. Lysol 2% vel Creolin 3%.
DS. Mit der Bürste waschen und nach 5—6 Tagen wiederholen.

Maul- und Klauenseuche
(siehe Schafe).

Kolik
(siehe Schafe).

I. Innerlich:
Acid. mur.   5,0
Pepsin   10,0
Aqua dest.   200,0
DS. ½ stündlich 1 Eßlöffel in Kamillentee.

Kropf
(siehe Schafe).

Leckpulver.
Innerlich:
Nat. chlorat.   100,0
— bicarbon.   50,0
— sulfur.   400,0
Stib. sulfur. nigr.
Sulf. sublimat.
Rad. Gentian.   p.
Rhiz. Calam   „
Fruct. Juniperi   „
Sem. Foenigraec. „ aa 50,0
Plac. Sem. Lini   150,0
m. f. pulv.
DS. 3 × tägl. 1 Eßlöffel voll.

Maulschwämmchen.
I. Thymol   0,25
Tinct. Myrrhae
— Ratanh.   aa 15,0
DS. 2 stündlich einpinseln.

II. Natr. sulfur.   80,0
— bicarbon.
— chlorat   aa 10,0
Rad. Gent. pulv.   10,0
m. f. pulv.
DS. Innerlich: Man löst das Pulver in ½ Liter Wasser und gießt die Lösung auf 2 × mit einstündiger Pause ein.

III. Pyoktanin   0,1—0,5%

Milchpulver
(siehe Schafe).

Räude.
I. Creolin   10,0
Sap. virid.   25,0
Adip. suill   200,0
m. f. ungt.
DS. 3 × täglich einreiben.

II. Pix. liquid.   5,0
Sap. virid.   5,0
Spiritus   50,0
m. f. sol.
DS. Äußerlich zum Pinseln.

Rheumatismus
(siehe Schafe).

Schnupfen
(siehe Schafe).

Skorbut
(siehe Schafe).

Trommelsucht
(siehe Rinder), entspr. weniger.

Verstopfung
(siehe Schafe).

Würmer.
I. Sem. Arec. pulv. 5,0
　Aloe pulv. 10,0
　Rad. Liquirit. p. 60,0
　m. f. pulv.
DS. 3 × tägl. 1 Eßl. mit Milch.

II. Ol. Animal. foet. 2,0
　— Terebinth. 2,0
　Spirit. 4,0
　misc. tal. dos. IV.
DS. Jeden Tag 1 Portion in einer Tasse Milch auf 1 × zu geben.

Zurückbleiben der Nachgeburt
(siehe Schafe).

Hunde.

Abführmittel.
Natr. nitric. 2,0
Liq. Ammon. acet. 20,0
Magn. sulfur. 30,0
Aqua dest. 100,0
DS. 2 stündlich einen Eßlöffel.

Augenentzündung.
I. Zinc. sulfur. 0,5
Sol. acid. boric. 3% 200,0
DS. Man feuchtet die kranken Augen stündlich an.

Bandwurm.
I. Kamala 8,0 (Mitteldosis)
„ 2,0—6,0 kl. Hunde
„ 10,0—15,0 gr. „
DS. Zwischen Wurstscheiben zu geben.

II. Santonin 0,1
Calomel 0,2
Kamala 2,0
m. f. pulv. tal. dos. VI.
DS. 2 × tägl. 1 Pulver.

Beruhigungspulver.
gegen Hitzigsein der Hündinnen.
Kali et Na. bromat. āā 1,0
DS. 2 × tägl. 1 Pulver.

Durchfall.
I. Spir. camphorat.
— Juniperi āā

DS. 3 × täglich den Leib einreiben und mit warmen Decken umhüllen.

II. Bism. subnitric. 1,0
Extr. Ratanh. 2,5
Sacch. Lactis 6,5
divid. in part. aeq. V.
DS. 4 stündlich ein Pulver.

III. Xeroform
Sacchar, āā 1,0
tal. dos. VI.
DS. 3 × tägl. 1 Pulver.

Eingeweidewürmer.
Extr. Filic. 2,0
Ol. Ricini 20,0
DS. Man erwärmt das Öl und gießt es morgens dem nüchternen Hund ein.

Englische Krankheit.
I. Emuls. Ol. Jecor ev. mit Vigantol verstärkt.

II. Calc. phosphor. beides jeweils in Milch zu geben.

Erbrechen.
Kal. bromat. 10,0
Aqua dest. 100,0
DS. 3 × täglich 1 Eßlöffel.

Erkältung (Schnupfen usw.).

Chin. mur. 2,0
Acid. mur. 2,5
Sir. Rub. Idaei 25,0
Aqua dest. 250,0
DS. Im Tage öfters 1 Eßlöffel.

Fetträude.

Creolin 20,0
Sap. virid 20,0
Spir. dilut. 30,0
DS. Mit Schwefelteerseife waschen und einreiben.

Fettsucht.

Natr. sulf. sicc. 20,0
Aloe pulv.
Sulf. sublimat.
Stib. sulf. nigr.
Fruct. Anis. pulv. āā 10,0
DS. 3 × tägl. 1 Messerspitze voll.

Gehirnentzündung.

Calomel 0,2
Sacchar. 1,0
m. f. pulv. divid. in part. II.
DS. 1 Pulver sofort und das 2. Pulver nach 3 Stunden.

Glatzflechte.

I. Acid. salicyl.
  Kreosot āā 5,0
  Adip. suill. 90,0
  m. f. ungt.
DS. Täglich 1 × einschmieren, vorher waschen.

II. Siehe Räude II.

Hautausschlag.

Pix liquid. 3,0
Spiritus 100,0
DS. Zum Pinseln.

Husten.

Stib. sulfurat. aur. 0,5
Ammon. chlorat. 2,0
Succ. Liquir. dep. 10,0
  solv. et add.
Sir. Althaeae 90,0
DS. Tägl. 2 × 1 Kaffeel. voll.

Krämpfe (nervöse Staupe).

Kal. bromat.
Natr. bromat. āā 5,0
Ammon. bromat. 2,5
Aqua dest. 136,5
Tinct.Sacchar.tost.q.s.(1,0).
DS. Mit Milch vermischt tägl. großen Hunden 2 Teelöffel, kleineren Hunden 1 Teelöffel voll.

Kropf.

I. Vasogen. jodat. 15,0
DS. Zum Einreiben.

II. Kal. jodat. 5,0
  Aqua dest. 150,0
DS. Tägl. 1 Eßlöffel voll großen Hunden, tägl. 1 Teelöffel voll kleinen Hunden.

Magenkatarrh.

Acid. tannic. 1,0
Bism. subnitric. 0,5
Rhiz. Calam. pulv. 10,0
divid. in part. V.
DS. Jeden Tag 1 Pulver.

Magenverstimmung.

I. Tinct. Strychni 5,0
Acid. hydrochlor. pur. 2,0
Aqua dest. 180,0
Sir. Aurant. cort. 25,0
DS. 3 × tägl. 1 Tee- bis Eßlöffel voll zu geben.

Hunde

II. Tinct. Absinth.
— Rhei vinos. a͞a 25,0
DS. Öfters im Tage 1 Teelöffel voll zu geben.

Maulschwämmchen.

Borax 10,0
Aqua Salviae 200,0
DS. 2 stündlich die Mäuler auswischen.

Milch-Vertreiben
bei Hündinnen, deren Junge man getötet hat.

Einreiben täglich zweimal mit Ol. camphorat. forte und Hochbinden des Gesäuges. Hungern u. Dursten lassen, Abführmittel (Ol. ricini) geben.

Ohrzwang (-wurm).

I. Creolin 1,0
(seu Acid. carb. 1,0)
Spirit. 20,0
Aqua 50,0
DS. Täglich 1 Teelöffel voll ins Ohr zu gießen.

II. Acid. salicyl. 1,0
Ol. Hyoscyam. 50,0
DS. 3 × täglich mit einem Pinsel in das kranke Ohr zu streichen.

III. Acid. boric pulv. subt. 30,0
DS. Zum Einblasen ins Ohr.

Räude.

I. Bei Sarkoptesräude = äußerliche Räude:

Bals. peruv.
Creolin a͞a 25,0
Spir. Vin. 500,0
misc.
DS. Einen um den anderen Tag einreiben.

II. Acid. salicylic 5,0
Ol. Junip. empyr. ati 5,0
Spir. dilut. 50,0
DS. Zum Einpinseln.
Vor dem erneuten Einpinseln jedesmal mit Sapo virid. waschen.

III. Vei Akarusräude = Talgdrüsenräude: Täglich baden mit
Kal. sulfurat. p. b. 60,0
Aqua 10 Liter

IV. Hydr. sozojodol. 10,0
Vaselin ad 200,0
DS. Salbe.

V. Innerlich:
Sulf. sublimat. 20,0
Fruct. Laur. p. 5,0
DS. 3 × täglich 1 Messerspitze voll.

VI. Acid. salicyl. 2,5
Ol. Petrae 10,0
— Rapae 20,0
DS. 3 × täglich 10 Tropfen.

VII. Salbe:
Pix liquid.
Sulf. sublimat. a͞a 25,0
Sap. virid.
Spir. denat. a͞a 50,0
m. f. ungt.

VIII. Creolin 10,0
Sap. kalin. 25,0
Adip. suill. 200,0
m. f. ungt.
DS. Jeden Tag ein anderes Drittel des Körpers einreiben.

Rheumatismus.

I. Natr. salicyl. 10,0
Aqua dest. 200,0
DS. 3 × tägl. 1 Eßlöffel voll.

II. Salol. 0,5
dos. X.
DS. 3 × tägl. 1 Pulver.

III. Einreibung:
Spir. camphor.
— Formicar aa 50,0
misc.
DS. 3 × täglich einreiben.

Schutzpulver (gegen Krankheit).

Natr. chlorat. 30,0
Kal. nitric. 20,0
Aloes 50,0
Sulfur. 100,0
misc.
DS. Je nach Größe des Hundes ½—1 Teelöffel voll aufs und ins Futter.

Schutzpulver gegen Staupe.

Sulfur. sublimat.
Tägl. 1 Kaffelöffel in Milch.

Skorbut.

I. Thymol 0,25
Tinct. Myrrhae
— Ratanh. aa 15,0
DS. 2 × täglich einpinseln.

II. Aloe pulv. 5,0
Rad. Gent. ,, 5,0
Rhiz. Calam ,, 10,0
Mel q. s. f. pilul. VI.
DS. 3 × täglich 1 Pille.

Staupe

I. Calomel 2,0
Sacchar 3,0
divid. in part. X.
DS. 2 × täglich 1 Pulver.

II. Rhiz. Veratr. pulv. 0,3
Sacchar. 3,0
DS. Auf die Zunge streuen.

III. Kal. jodat. 3,5
Aqua dest. 5,0
Ol. Calam.
— Valer. aa 4,0
— Menth. pip. 2,0
Tinct. Arnicae 18,0
Ol. Jecor. Asell. 250,0
DS. Täglich 2 × 1 Eßlöffel voll.

IV. Antifebrin
Sacchar. aa 0,5
tal. dos. V.
DS. Täglich 1—2 Pulver.

V. Lactophenin 0,5—1,0
dos. VI.
DS. 2—3 × täglich 1 Pulver (Fieber).

Hunde

VI. Einreibung:
   a) Spir. camphor.
   b) Liniment. volat. 100,0
   Ol. Terebinth. 10,0
DS. 2 × täglich den Rücken einreiben.

VII. Staupe des Halses und der Brust:
   Creolin 10,0
   Aqua 1000,0
DS. Täglich 15 Minuten lang Dämpfe.

VIII. Decoct. Seneg. 10,0 (200,0)
   Ammon. chlorat.
   Succ. Juniperi aa 10,0
DS. 3 × tägl. 1 Eßlöffel voll.

IX. Nervöse Staupe (Krämpfe):
   Kal. bromat.
   Natr. bromat aa 5,0
   Ammon. bromat. 2,5
   Aqua dest. 136,5
   Tinct. Sacch. tost q. s. (1,0)
DS. Mit Milch vermischt, täglich großen Hunden 2 Teelöffel, kleineren Hunden tälich 1 Teelöffel voll zu geben.

X. Bei Schwächezuständen:
   Aether 5,0
   Vin. Malag. 100,0
DS. 3 × täglich 1 Teelöffel.

Ungeziefer (Flöhe).

Reinigen der Hütte und Anstreichen mit Kalkmilch u. Lysolzusatz. Altes Stroh verbrennen.
I. Lysol

DS. 1 Eßlöffel auf 1 Lit. Wasser und tüchtig durchbürsten mit Schmierseife.

II. Cuprex.

Vergiftung durch Strychnin.

I. Acid. tannic. 1,0
   Aqua dest. 100,0
DS. Alle 5 Minuten 1 Eßlöffel voll.

II. Abführmittel: Na. sulfuric.

III. Brechmittel: Cupr. sulfur. 0,1—0,5
   oder Ipecacuanha. 0,5—1,0

IV. Gegen die Krämpfe: Chloralhydrat. Siehe Tabelle.

Verstopfung.

I. Inf. Sennae comp. 100,0
DS. Auf 1—2 × einzugeben.

II. Sir. Rhamni canthart. 30,0
DS. Auf 2 × zu geben innerhalb 3 Stunden.

III. Magn. sulfuric.
   Succ. Juniperi aa 15,0
   Aqua dest. ad 100,0
DS. Auf 2 × zu geben mit Einhaltung einer einstündigen Pause.

IV. Podophyllin 0,1
   Sacchar. 1,0
   m. f. pulv.

Verunreinigung der Hausecken.

Ol. Terebinth. vel. Piper nigr. vel. Sulfur. sublimat.

Vorhautkatarrh (Tripper).
Zinc. sulfur. 0,5—1,0
Aqua dest. 100,0
DS. Mehrmals täglich gründlich zu waschen.

Würmer (Spulwürmer).
Santonin 0,1
Calomel 0,2
Sacchar. 2,0
m. f. pulv. tal. dos. VI.
DS. Täglich 2 Pulver.

Wurmpillen.
Aloe pulv. sabt. 4,0
Sap. medicat. 2,0
Sem. Arecae pulv. 5,0
Flor. Koso pulv. 1,0
Adip. suill. q. s.
f. pilul. VI. consperg. c. Talcum.
DS. Morgens und abends 1 Pille.

Wundlaufen der Füße.
I. Liq. Alum. acet. 50,0
Aqua dest. 40,0
Glycerin 10,0
misc.

II. Cupr. sulf. 2,0
Alumen 8,0
Aqua dest. ad 100,0
DS. I und II. Dem Hunde die Füße am Ballen und zwischen den Zehen jeden Morgen und Abend mit einem in das Wasser getauchten Schwamm auswaschen.
Vor dem Marsch morgens einsalben mit Borlanolin.

Zecken.
Betupfen der Zecken mit Benzin oder Petrol oder Petrol u. Ol. rapae $\overline{aa}$ oder Cuprex.

Katzen.

Abführen.
Sir. Rhamni canthart.
DS. 1—2 Teelöffel öfters.

Bandwurm.
Kamala 1,0—2,0

Durchfall.
I. Tinct. Opii 5,0
Gummi arab. 10,0
Aqua dest. 100,0
DS. 3 × täglich 1 Teelöffel voll.

II. Acid. tannic. 0,1
Pulv. gummos. 0,5
tal. dos. VI.
DS. 3 stündlich 1 Pulver.

Dyspepsie (Magenüberladung).
I. Magn. carbon.
Rhiz. Rhei pulv. āā 5,0
Sacchar. alb. 10,0
m. f. pulv.
DS. Messerspitzenweise.

II. Inf. Rhei 2,0/80,0
Natr. bicarb. 5,0
Sir. simpl. 15,0
DS. 3 × täglich 1 Teelöffel.

III. Pepsin 2,0
Acid. mur. 2,0
Sir. Rub. Jd. 10,0
Aqua dest. 100,0
DS. 3 × täglich 1 Teelöffel.

IV. Tinct. Chin.
— Rhei vinos. āā 20,0
DS. 3 × täglich 10 Tropfen.

Räude.
I. Bals. peruv.
Sulf. depur. āā 2,0
Adip. benz. 20,0
m. f. ungt.
DS. Äußerlich.

II. Sulfur. sublimat. 15,0
Kal. carbon. 7,0
Adip. suillus 60,0
m. f. ungt.
DS. Äußerlich: Alle 2 Tage einreiben.

III. Lac. sulf. 40,0
Adip. Lan. anhydr. 10,0
Acet. 30,0
Vaselin 20,0
m. f. ungt.
DS. Alle 2 Tage einreiben. Baden und Waschen ist nicht angängig.

Töten von Katzen.
Coniin.
DS. 3—4 Tropfen genügen, um eine Katze innerhalb ½ bis 1½ Minuten zu töten.
NB. Cave! Acid. carbolic. in allen Formen, wirkt sofort, auch äußerlich, giftig bei Katzen.

Kaninchen.

Aufblähen.
Liq. Ammon. caust.
DS. 5 Tropfen in etwas Wasser.

Augenentzündung.
I. Flor. Chamomill. 50,0
DS. Mit Wasser abkochen. Nach dem Abkühlen wischt man die Augen mit dieser Abkochung öfters aus.

II. Liq. alumin. dilut. oder Lösung.

Brunstpulver für Häsinnen.
Boletus cervin. 20,0
DS. 3 × tägl. 1 Messerspitze auf Mohr- oder Dickrüben zu geben.

Durchfall.
I. Acid. salicyl.
DS. Früh und abends 1 Messerspitze.

II. Tannalbin.
DS. Früh und abends 1 Messerspitze.
NB. Nur Dürrfutter u. Gerstenschleim als Tränke.

Geschwüre.
Lysol oder Cresepton
DS. 3—5% anwenden.

Ohrenräude.
Bals. peruv.
Spirit.
Aether. āā 10,0
DS. Zum Bepinseln der Borken.

Räude.
Ol. Carvi 10,0
Adip. suill. 50,0
m. f. ungt.
DS. Zum Einreiben.

Speichelfluß.
Alaun 25,0
DS. In ¼ Liter Wasser lösen. In die Lösung taucht man die Schnauze ein.

Trommelsucht.
Liq. Ammon. anisat.
DS. 3—5 Tropfen auf 1 Teelöffel voll Wasser eingeben; halbstündlich wiederholen bis zur Wirkung.

Verstauchung.
Man kühlt mit Bleiwasser und reibt darauf mit flüchtiger Salbe nach.

Hühner.

Augenkrankheit.
I. Lysol   0,5
   Aqua dest.   100,0
DS. Man wäscht täglich mehrmals.

II. Ungt. Zinci   20,0
DS. Zum Streichen.

Bandwurm.
   Sem. Arecae pulv.   1,0
DS. 2× täglich 1 Pulver mit etwas Butter zusammengeknetet. Jeden 3. Tag wiederholen.

Cholera (in Schutz).
   Ferr. sulfuric. 10,0 : 1000,0
DS. Als Trinkwasser.

Diphtherie.
I. Zitronensaft   100,0
DS. Zum Auspinseln der Rachenhöhle.

II. Creolin   25,0
   Clycerin   50,0
   Aqua dest.   50,0
DS. Zum Aufpinseln der Rachenhöhle.

III. Creolin   5,0
   Aqua dest.   95,0
DS. Zum Auswaschen d. Augen.

IV. Inf. fol. Jugland. 15,0/200,0
   Glycerin   15,0
   Kal. chloric.   5,0
   Acid. salicyl.   0,6
   Spir. vin.   15,0
DS. Größeren Geflügel gibt man tägl. 1—2× ½—1 Eßlöffel voll; kleineren Tieren je 1—2× täglich ½ Teelöffel voll.

V. Jodi   0,1
   Kali jodati   1,0
   Glycerin   10,0
DS. Zum Pinseln des Halses.

VI. Kreosot   3,0
   Acid. boric.   5,0
   Spir. vin.   15,0
   Glycerin   20,0
   Aqua dest.   160,0
DS. Zum Pinseln der sehr festen Belagmassen.

VII. Chinosol 1,0 : 1000,0
DS. Zum Pinseln des Halses und Abwaschen d. ganz. Kopfes.

VIII. Ferr. sulfuric 10,0 : 1000,0 als Trinkwasser.

Durchfall.
I. Sem. Myristic. pulv. 1,0
   (Muskatnüsse)
DS. Täglich 1 Pulver.

II. Ferr. sulfur. pulv.   10,0
DS. Auf 1 Liter Trinkwasser.

Eierlegepulver.
   Pip. nigr. pulv.   25,0
   Rhiz. Zingib. pulv.   50,0

Sem. Urticae pulv. 75,0
Ferr. oxydat. pulv. 50,0
Calc. phosphor. pulv. 100,0
— carbon. pulv. 200,0
DS.

Eierkonservierungsmittel
siehe unter Allgemeines.

Eileitervorfall.
Alum. pulv. 10,0
DS. In 1 Liter Wasser lösen. Von der Lösung spritzt man öfters am Tage etwas in den Darm ein.

Federfressen der Hühner.
I. Grünfutter mit Fleisch verabfolgen.

II. Tinct. Aloes
DS. Zum Bepinseln der Federn.

Fußkrankheit (Fußgeschwulst).
a) Glycerin 50,0
DS. Man pinselt die Geschwulst, nachdem man die Füße in lauwarmem Wasser gebadet hat, mit Glycerin ein.
b) Bei Vorhandensein von Hitze kühlt man zuerst mit Aqua Plumb. 200,0
c) Bei Entzündung oder Eiterbildung
Plac. sem. Lini 125,0
werden zu heißem Brei angerührt. Wenn die Geschwulst erweicht ist, schneidet man ein, wäscht mit
Liq. Creosol. sap. 1,0
Aqua dest. 99,0
aus und pinselt in die Höhlung
Tinct. Myrrhae.

Hühnerfutterzusatz.
Fruct. Capsic. pulv. 40,0
Sem. Foenigraec. pulv.
Rad. Gentian. pulv.
— Liquirit. pulv.
Cret. alb. pulv. $\overline{aa}$ 80,0
misc.

Hühnerpulver.
I. Für Hühner, welche Eier ohne Schale legen:
Calc. phosphor crud. 80,0
Fruct. Anis pulv. 10,0
Rhiz. Calam. pulv. 10,0
misc. f. pulv.
DS. Für jedes Huhn 1 Messerspitze voll täglich ins Futter geben.

II. Ferr. sulfur. 10,0
Fruct. Capsic. plv. 10,0
Pip. nigr. ,, 20,0
Sem. Foenigraec. ,, 40,0
Avenae plv. gr. 40,0
Sem. Lini pulv. gr. 50,0
Calc. phosphor. crud. 80,0
DS. Für 20 Hühner täglich 1 Eßlöffel voll ins Futter.

Kalkbeine.
I. Creolin 2%
DS. 3× täglich baden, 3 Eßlöffel voll auf 1 Liter Aqua.

II. Carbolvaselin 1,0/20,0
DS. Zum Einreiben.

III. Kreosot 3,0
Adip. suill. 30,0
m. f. ungt.
DS. Zum Einreiben.
NB. Der Stall muß ausgeräumt und frisch mit Kalk geweißt werden mit Lysolzusatz.

Hühner

IV. Man erweiche die Borke mit einem Gemisch von
 Creolin 2,0
 Sapo virid. 48,0
 m. f. ungt.
entferne die Borke und streiche
 Bals. peruv. 10,0
auf. Nach einigen Tagen reibt man den ganzen Lauf mit Glycerin ein, das man mit etwas Wasser verdünnt hat.

Kropfentzündung (harter Kropf).
Man gebe
 Ol. Ricini 5,0
auf einmal ein. Außerdem
 Acid. hydrochlor.
3 × täglich 2 Tropfen in 1 Löffel Wasser. Ferner suche man durch vorsichtiges Streichen den Kropf zu entfernen.

Läuse.
I. Einstäuben mit Flor. pyrethri pulv. subt.

II. Behandlung mit Cuprex

III. Verbrennen und Erneuern der Sitzstangen

IV. Ausstreichen der Ställe mit Kalkmilch unter Lysolzusatz.

Lungenentzündung.
 Acid. salicyl. 2,5
löse man in ¼ Liter heißem Wasser auf und pinsele sorgfältig Nasenlöcher, Mund und Schlund damit aus.

Mauser.
 Fruct. Cannab. cont. 150,0
 — Anis. cont. ,, 100,0
 Ov. Formic. 100,0
 Conch. praep. 350,0
 Calc. phosphor. 300,0
DS. Täglich davon dem Futter beimengen.
In das Trinkwasser:
 Ferr. sulfur. cr. p. 1,0
DS. In 1 Liter Wasser lösen.

Nasenkatarrh (Schnupfen, Luftröhrenkatarrh).
I. Kal. permang. 1,0
 Aqua dest. 100,0
DS. Man pinselt die Nasenöffnungen und den Schlund öfters aus.

II. Mel Foenicul.
DS. Mehrere Male täglich 1 Teelöffel.

Pips
(siehe auch Diphteriemittel).
 Creolin 3,0
 Glycerin 10,0
 Aqua dest. 87,0
DS. Zum Auspinseln.

Rheumatismus.
 Tinct. Arnic. 50,0
 Asid. salicyl. 2,0
 Sap. kalin. 10,0
 Aqua d. fervida 1000,0
DS. Zum Baden.

Verdauungsbeschwerden (Appetitlosigkeit).
 Sem. Myrist. pulv. 1,0
DS. Täglich ½—1 Pulver in Wasser.

Geflügel und Vögel.

Asthmamittel.
Für Kanarienvögel:
Tinct. Capsic. 18,0
Spir. Chloroform 4,5
Ferr. citric. 2,0
Aqua Foenicul. 45,0
DS. Man gibt täglich einige Tropfen auf 1 Stück Zucker.

Bronchitis
(Luftröhrenentzündung).
Ol. Sesami
DS. 1 Teelöffel voll schwach angewärmt zu geben.

Croup (Pips—Diphtherie).
I. Creolin 5,0
Glycerin 75,0
Aqua dest. 125,0
misc.
DS. 3 × täglich die Rachenhöhle und Kehlkopf auspinseln.

II. Acid. mur. dil. 1:15
DS. Zum Pinseln und 3 × tägl. 5 Tropfen eingeben.

III. 5% Salicylsäurelösung
DS. Zum Pinsel und 3 × tägl. 5—10 Tropfen eingeben.

IV. Ferr. sulfur.
DS. 1,0 in 1 Liter Aqua.

V. Acid tannic. 10,0
Aqua dest. 100,0
DS. Tauben täglich 5—10, Hühnern 10—20, Gänsen 20 bis 40 Tropfen.

Durchfall für Geflügel.
I. Tinct. Opii simpl. 1,0
Vin. rubr. 10,0
DS. 5—10 Tropfen.

II. Ferr. sulfur. 10,0
DS. 1 Teelöffel auf 1 Liter Wasser.

Eierkonservierungssalz.
I. Kal. nitric. pulv. 150,0
Natr. chlorat. pulv. 300,0
Acid. boric. pulv. 50,0
m. f. pulv.

Eierkonservierungsflüssigkeit
(siehe auch Allgemeines).

Erfrierungen.
Ichthyol 5,0
Ol. camphorat. 20,0
DS. 1—2 × täglich einreiben.

Geflügelcholera.
I. Ferr. sulfur. 10,0
DS. Als Trinkwasser 1 Teelöffel (10,0) voll auf 1 Liter Wasser.

Geflügel und Vögel

II. Innerlich:
  Acid. carbolic. liq.
DS. 20 Tropf. auf 1 Liter Trinkwasser.

III. Chinosol   1,0 : 1000,0
  als Trinkwasser siehe Diphtherie

Geflügelpocken.
Kreosot   1,5
Acid. boric.   2,5
Spiritus   7,5
Glycerin   10,0
Aqu.   80,0
DS. Zum Pinseln.

Läuse
(siehe Hühner).

Luftröhrenentzündung.
Ol. Sesami
DS. 1 Teelöffel voll schwach angewärmt zu geben.

Staubbad
(siehe Vogelsand).

Verstopfung.
I. Ol. Lini vel Ol. Sesami
DS. 1 Eßlöffel voll zu geben.

II. Ol. Ricini 30,0
DS. 2 × täglich 1 Teelöffel voll.

Vogelmilben.
I. Tinct Asae foet.   10,0
  Ol. Anis   2,0
  Spiritus   90,0
DS. Zum Zerstäuben.

II. Spir. Formicar.
  Aqua dest.   a̅a̅ 15,0
DS. 1 Teelöffel voll auf 1 Tasse lauwarm. Wasser.

III. Cuprex.

Weißer Kamm.
I. Tinct. Jodi Spir. vini a̅a̅
DS. Zum Bepinseln 1 × täglich.

II. Acet. pyrolignos. crud. 20,0
  Wasser   80,0
DS. Zum Bepinseln 1 × täglich.

Vogelsand (Staubbad).
Feinster feinkr. Flußsand wird gut getrocknet und gesiebt. Dann mischt man
2% gepulverte Ossa Sepiae und
0,5% gepulverte Flor. Pyrethri
  (Insektenpulver)
darunter, im Notfall gesiebte Holzasche.

Vogelfutter.
a) Drossel:
  Ameiseneier . . . 100,0
  Paniermehl 200,0
  Mohn, zerquetscht . 400,0
  Mohrrüben, zerrieben 50,0
  Gerstengrütze . . . 250,0

---

b) Finken:
  Rübsamen. 1000,0
  Kanariensamen . . 200,0
  Hirse, geschälte . . 200,0
  Hanf, zerquetscht . 200,0
  Distelsamen 200,0
  Klettensamen . . . 200,0

c) **Kanarienvögel:**
Kanariensamen . . 300,0
Rübsamen. 700,0

d) **Körnerfresser** (im allgemeinen):
Rübsamen. 400,0
Hanf 100,0
Hirse 300,0
Hafer, geschält . . 200,0

e) **Nachtigallen:**
Drosselfutter . . . 1000,0
Hanf, zerquetscht . 25,0
Ameiseneier 100,0
Weißwurm 100,0

f) **Papageien:**
Hanf 650,0
Erdnüsse 50,0
Sonnenblumenkerne 50,0
Zirbelnüsse 100,0
Kürbiskerne 50,0

Bucheckern 50,0
Kanariensamen . . 50,0

g) **Tauben:**
Erbsen 400,0
Gerste 400,0
Weizen 200,0

h) **Zeisige:**
Rübsamen. 500,0
Kanariensamen . . 250,0
Hanf, zerquetscht . 250,0
Mohn 250,0
Distelsamen 125,0
Klettensamen . . . 125,0

i) **Singvogelfutter:**
Rübsamen. 250,0
Kanariensamen . . 200,0
Hirse 200,0
Leinsamen 100,0
Mohn 100,0
Hanf 100,0
Grassamen 25,0
Salatsamen 25,0

Dosierung der Vieh-Arzneimittel.

Name des Arzneimittels	Geflügel	Katze	Hund	Schwein	Schaf, Ziege	Rind	Pferd
Acetum Digitalis	—	0,3—0,8	1,0—2,5	5,0—10,0	5,0—10,0	20,0—50,0	20,0—50,0
Acid. arsenicosum als Anthelminticum	—	—	—	—	—	—	2,0—3,0
Acid. arsenicosum als Plasticum	0,0005—0,002	0,001—0,002	0,001—0,005	0,01—0,05	0,01—0,05	0,1—0,5	0,1—0,5
Acid. carbolic.	0,05—0,1	—	0,05—0,2	0,5—1,0	1,0—2,0	5,0—15,0	5,0—15,0
Acid. salicyl. pro dosi	0,1—0,2	0,1—0,25	0,25—2,0	2,0—5,0	5,0—10,0	25,0—75,0	25,0—50,0
Acid. salicyl. pro die	0,5	0,5—2,0	2,0—8,0	10,0	25,0	150,0	100,0
Acid. tannicum	0,1—0,5	0,05—0,2	0,1—0,5	1,0—2,5	2,5—6,0	10,0—16,0	7,0—20,0
Aconitin. nitric. cryst.	—	—	0,0005—0,002	0,001—0,002	0,0005—0,001	0,005—0,02	0,005—0,02
Aloë als Amarum	0,1—0,2	0,1—0,2	0,1—0,5	1,0—2,0	2,0—5,0	8,0—12,0	3,0—5,0
Aloë als Laxans	0,5—2,0	0,2—1,0	3,0—5,0	5,0—15,0	15,0—30,0	40,0—60,0	30,0—50,0
Alumen	0,5—1,0	0,5—1,0	1,0—2,0	2,0—5,0	4,0—7,0	10,0—25,0	10,0—30,0
Antifebrin	—	0,1—0,25	0,3—1,0	1,0—2,5	2,0—5,0	10,0—20,0	10,0—20,0
Antipyrin	—	0,3—0,8	2,0—5,0	2,0—5,0	8,0—12,0	15,0—20,0	15,0—20,0
		Emetic.	Emetic.	Expector.	Expector.	Expector.	Expector.
Apomorphin. hydrochlor.	—	0,002—0,005	0,02—0,05	0,01—0,03	0,005—0,01	0,02—0,05	0,02—0,05
Atropin. sulf.	—	0,002—0,005	0,005—0,02	0,01—0,03	0,01—0,05	0,05—0,1	0,05—0,1
Cantharides	—	0,02—0,05	0,1—0,2	0,3—0,5	0,4—0,7	2,0—5,0	0,5—2,0
Chinin. hydr. et sulf.	—	0,1—0,25	0,3—1,0	1,5—3,0	2,0—5,0	15,0—25,0	10,0—23,0
Chloralum hydr.	0,25—2,0	0,5—2,0	1,0—5,0	5,0—10,0	8,0—15,0	25,0—50,0	25,0—50,0
Cuprum sulf. als Emeticum	—	0,05—0,2	0,1—0,5	0,5—1,0	—	—	—

Dosierung der Vieh-Arzneimittel (Fortsetzung).

Name des Arzneimittels	Geflügel	Katze	Hund	Schwein	Schaf, Ziege	Rind	Pferd
Cuprum sulf. als Antidot. des Phosph.	0,02—0,05	0,05—0,08	0,05—0,1	1,0—1,5	0,5—1,0	2,0—8,0	2,0—15,0
Curare	—	0,005	0,0005—0,001	0,005—0,01	0,005—0,01	0,01—0,05	0,01—0,05
Cyankalium	—	0,01—0,025	0,02—0,05	0,05—0,2	0,05—0,2	0,5—1,0	0,5—1,0
Extr. Aloës als Amarum	0,05—0,1	0,05—1,0	0,05—0,3	1,0—1,5	1,5—3,0	2,0—5,0	1,0—4,0
Extr. Aloës als Laxans	0,3—1,0	0,1—0,5	1,5—4,0	3,0—10,0	10,0—15,0	25,0—30,0	10,0—25,0
Extr. Opii	0,03—0,05	0,03—0,1	0,05—0,3	0,5—1,0	0,5—1,0	5,0—15,0	2,0—8,0
Folia Belladonn.	—	—	0,2—1,0	2,0—10,0	2,0—10,0	15,0—30,0	15,0—30,0
Folia Digitalis als Cardiacum	0,03—0,05	0,05—0,1	0,1—0,3	0,5—1,0	0,5—1,0	3,0—6,0	3,0—6,0
Folia Digitalis als Antipyreticum	—	0,1—0,2	0,3—0,6	1,5—2,0	1,5—2,0	10,0—12,0	8,0—12,0
Fol. Nicotianae	0,1—0,3	0,1—0,3	0,3—0,5	1,0—2,0	3,0—5,0	25,0—50,0	12,0—25,0
Fol. Stramonii	—	—	—	—	—	—	60,0
Gutti	0,03—0,1	0,02—0,1	0,4—1,0	2,0—4,0	4,0—10,0	30,0—50,0	15,0—30,0
Herba Conii	—	—	1,0—5,0	6,0—10,0	8,0—15,0	50,0—100,0	30,0—100,0
Herba Gratiolae	—	—	0,5—1,0	1,0—3,0	1,0—3,0	8,0—15,0	8,0—15,0
Herba Hyoscyami	—	—	0,5—4,0	10,0—30,0	10,0—30,0	15,0—90,0	15,0—100,0
Hydrarg. bichlorat. corros.	0,002—0,005	0,002—0,005	0,005—0,01	0,01—0,02	0,01—0,03	0,1—0,2	0,1—0,3
Hydrarg. bichlorat. corros. höchste Gabe	—	—	0,05	0,1	0,1	0,5	0,5
Hydrargyr. chlor. mite	0,05—0,1	0,02—0,07	0,03—0,1	1,0—4,0	0,3—0,8	1,0—5,0	2,0—8,0
Kalium chloric.	0,2—0,5	0,2—0,5	0,25—1,0	1,0—2,5	3,0—5,0	5,0—10,0	5,0—10,0

Dosierung der Vieh-Arzneimittel (Fortsetzung).

Name des Arzneimittels	Geflügel	Katze	Hund	Schwein	Schaf, Ziege	Rind	Pferd
Kalium jodat.	0,1—0,2	0,1—0,2	0,5—1,0	3,0—5,0	3,0—5,0	7,0—15,0	7,0—15,0
Kreosotum	0,01—0,05	—	0,05—0,2	1,0—2,0	1,0—2,0	5,0—15,0	5,0—15,0
Liquor Kalii arsenic.	0,05—0,2	0,1—0,2	0,1—0,5	1,0—5,0	1,0—5,0	10,0—50,0	10,0—10,0
Morphin. hydrochl.	—	0,01—0,03	0,03—0,1	0,2—0,5	0,5—1,0	0,7—2,5	0,7—2,5
Natrium salicyl. pro dosi	0,1—0,3	0,1—0,3	0,5—3,0	3,0—5,0	5,0—10,0	30,0—80,0	25,0—50,0
Natrium salicyl. pro die	0,5	0,5—2,0	2,0—8,0	10,0—12,0	25,0	150,0	100,0
Oleum Crotonis	¼—1 gkt	¼—1 gkt	2—5 gkts	6—10 gkts	8—12 gkts	15—30 gkts	10—20 gkts
Opium	0,05—0,1	0,05—0,2	0,2—0,5	1,0—3,0	1,0—3,0	10,0—25,0	8,0—20,0
Phosphor	0,0005—0,001	0,0005—0,001	0,0005—0,001	0,002—0,005	0,002—0,005	0,001—0,005	0,01—0,05
Physostigmin. sulf.	—	0,0003—0,0005	0,0005—0,003	0,0005—0,002	0,002—0,05	0,1—0,2	0,05—0,1
Pilocarp. hydrochlor.	—	—	—	—	0,05	0,2—1,5 (!)	0,1—0,8
Plumb. acet.	0,01—0,05	0,02—0,05	0,1—0,3	0,3—1,0	0,3—1,0	—	—
Santonin	0,02—0,05	0,02—0,05	0,05—0,2	0,5—1,0	—	—	—
Secale cornutum	1,5—3,0	3,0—5,0	10,0—20,0	—	5,0—10,0	1,5—4,0	3,0—10,0
					für Lämmer		
Spartëin. sulf.	—	—	0,1—0,5	—	—	—	1,0—5,0
Stibium sulfurat. nigr. et aurant.	0,03—0,05	0,03—0,05	0,05—0,5	0,3—0,5	3,0—5,0	10,0—25,0	10,0—25,0
Strychnin. nitr.	0,0002—0,0005	0,0005—0,001	0,001—0,003	0,002—0,005	0,004	0,05—0,15	0,05—0,1
Tartar. stibiatus als Emetic.	0,05—0,1	0,05—0,1	0,1—0,3	1,0—2,0	—	—	—
Tartar. stibiatus als Laxans	0,03—0,05	0,02—0,05	0,05—0,1	0,8—2,0	0,5—2,0	10,0—20,0	2,0—10,0

Dosierung der Vieh-Arzneimittel (Fortsetzung).

Name des Arzneimittels	Geflügel	Katze	Hund	Schwein	Schaf, Ziege	Rind	Pferd
Tartar. stibiatus als Expector.	—	0,005—0,001	0,03—0,05	0,2—0,5	0,3—0,5	2,0—5,0	1,0—3,0
Tinct. Aconiti	—	—	0,5—1,0	—	—	10,0—25,0	12,0—25,0
Tinct. Cantharid.	0,05—0,1	0,05—0,1	0,3—1,0	2,0	2,0	20,0	10,0
Tinct. Colchici	—	—	0,5—1,0	—	—	—	—
Tinct. Digitalis (Cardiacum)	—	0,1—0,2	0,5—1,0	2,0—5,0	5,0—10,0	12,0—25,0	10,0—23,0
Tinct. Opii simpl.	0,3—0,5	0,2—1,0	2,0—5,0	10,0—25,0	25,0—50,0	100,0—200,0	50,0—150,0
Tinct. Strychni	—	—	0,3—0,5	—	—	—	5,0—10,0
Tinct. Strophanti	—	0,2—0,4	0,5—1,0	2,0—5,0	3,0—10,0	10,0—25,0	12,0—25,0
Tinct. Veratri	0,005—0,01	0,005—0,02	0,01—0,03	0,5—2,0	2,0—5,0	8,0—20,0	8,0—15,0
Tubera Aconiti	—	—	0,1—0,5	—	—	5,0—10,0	3,0—5,0
Veratrinum	0,0005—0,001	0,0005—0,001	0,001—0,05	0,02—0,03	0,01—0,02	0,05—0,2	0,05—0,2
Zincum acetic.	0,03—0,07	0,03—0,07	0,1—0,2	0,2—0,5	0,5—1,0	3,0—5,0	4,0—10,0

In der Regel rechnet man für ein erwachsenes Tier die angegebene Menge, für ein jüngeres Tier entsprechend dem Alter weniger. So z. B. für ein Pferd von 6 Jahren $^1/_1$, 3 Jahren $^1/_2$, 1 Jahr $^1/_4$, $^1/_2$ Jahr $^1/_{16}$, 1 Monat $^1/_{24}$.

Immerwährender Trächtigkeits- und Brütekalender.

Die mittlere Trächtigkeits-Periode beträgt bei

Pferden: 48½ Wochen oder 340 Tage (das Äußerste ist 320 und 419 Tage);

Eseln: gewöhnlich etwas mehr als bei Pferdestuten;

Kühen: 40½ Wochen oder 285 Tg. (das Äußerste ist 245 u. 351 Tage);

Schafen und Ziegen: fast 22 Wochen oder 154 Tage (das Äußerste ist 146 und 158 Tage);

Schweinen: über 17 Wochen oder 120 Tage (das Äußerste ist 109 und 133 Tage);

Hunden: 9 Wochen oder 63 bis 65 Tage;

Katzen: 8 Wochen od. 57—60 Tage;

Hühner: brüten 19—24, in der Regel 21 Tage;

Truthühner (Puten): 26 bis 29 Tage;

Gänse: 28—33 Tage;

Enten: 28—32 Tage;

Tauben: 17—19 Tage.

Anfg. der Trächtigkeit	Ende der Trächtigkeit				Anfg. der Trächtigkeit	Ende der Trächtigkeit				Anfg. der Trächtigkeit	Ende der Trächtigkeit			
	Pferde	Rind	Schafe	Schw.		Pferde	Rind	Schafe	Schw.		Pferde	Rind	Schafe	Schw.
Jan.	Dzbr.	Okt.	Juni	April	Mai	April	Febr.	Okt.	Aug.	Sept.	Aug.	Juni	Febr.	Jan.
1.	6.	12.	3.	30.	4.	8	12	4.	31.	4.	9.	15.	4.	1.
4.	9.	15.	6.	3.Mai	7.	11.	15.	7.	3.Sept	7.	12.	18.	7.	4.
7.	12.	18.	9.	6.	10.	14.	18.	10.	6.	10.	15.	21.	10.	7.
10.	15.	21.	12.	9.	13.	16.	21.	13.	9.	13.	18.	24.	13.	10.
13.	18.	24.	15.	12.	16.	20.	24.	16.	12.	16.	21.	27.	16.	13.
16.	21.	27.	18.	15.	19.	23.	27.	19.	15.	19.	24.	30.	19.	16.
19.	24.	30.	21.	18.	21.	26.	2.März	22.	18.	22.	27.	3. Juli	22.	19.
22.	27.	2. Nov	24.	21.	25.	29.	5.	25.	21.	25.	30.	6.	25.	22.
25.	30.	5.	27.	24.	28.	2.Mai	8.	28.	24.	28.	2.Sept	9.	28.	25.
28.	2. Jan.	8.	30.	27.	30.	5.	11.	31.	27.	1.Okt.	5.	12.	3.März	28.
31.	5.	11.	3.Juli	30.	3.Juni	8.	14.	3.Nov.	30.	4.	8.	15.	6.	31.
3. Fbr.	8.	14.	6.	2. Juni	6.	11.	17.	6.	3. Okt.	7.	11.	18.	9.	3. Fbr.
6.	11.	17.	9.	5.	9.	14.	20.	9.	6.	10.	14.	21.	12.	6.
9.	14.	20.	12.	8.	12.	17.	23.	12.	9.	13.	17.	24.	15.	9.
12.	17.	23.	15.	11.	15.	20.	26.	15.	12.	16.	20.	27.	18.	12.
15.	20.	26.	18.	14.	18.	23.	29.	18.	15.	19.	23.	30.	21.	15.
18.	23.	29.	21.	17.	21.	26.	1.April	21.	18.	22.	26.	2. Aug.	24.	18.
21.	26.	2. Dez.	24.	20.	24.	29.	4.	24.	21.	25.	29.	5.	27.	21.
24.	29.	5.	27.	23.	27.	1.Juni	7.	27.	24.	28.	2.Okt.	8.	30.	24.
27.	1.Fbr.	8.	30.	26.	30.	4.	10.	30.	27.	31.	5.	11.	2.April	27.
2.März	4.	11.	2.Aug.	29.	3.Juli	7.	13.	3. Dez.	3.Nov.	3.Okt.	8.	14.	5.	2.März
5.	7.	14.	5.	2.Juli	6.	10.	16.	6.	2.Nov.	6.	11.	17.	8.	5.
8.	10.	17.	8.	5.	9.	13.	19.	9.	5.	9.	14.	20.	11.	8.
11.	13.	20.	11.	8.	12.	16.	22.	12.	8.	12.	17.	23.	14.	11.
14.	16.	23.	14.	11.	15.	19.	25.	15.	11.	15.	20.	26.	17.	14.
17.	19.	26.	17.	14.	18.	22.	28.	18.	14.	18.	23.	29.	20.	17.
20.	21.	29.	20.	17.	21.	25.	1. Mai	21.	17.	21.	26.	1.Sept	23.	20.
23.	25.	1.Sept	23.	20.	24.	28.	4.	24.	20.	24.	29.	4.	26.	23.
26.	28.	4.	26.	23.	27.	1.Juli	7.	27.	23.	27.	1.Nov.	7.	29.	26.
29.	2.März	7.	29.	26.	30.	4.	10.	30.	26.	30.	4.	10.	2. Mai	29.
1.April	6.	10.	1.Sept	29.	2.Aug.	7.	13.	2. Jan.	29.	3.Dez.	7.	13.	5.	1.April
4.	9.	13.	4.	1.Aug.	5.	10.	16.	5.	2. Dez.	6.	10.	16.	8.	4.
7.	12.	16.	7.	4.	8.	13.	19.	8.	5.	9.	13.	19.	11.	7.
10.	15.	19.	10.	7.	11.	16.	22.	11.	8.	12.	16.	22.	14.	10.
13.	18.	22.	13.	10.	14.	19.	25.	14.	11.	15.	19.	25.	17.	13.
16.	21.	25.	16.	13.	17.	22.	28.	17.	14.	18.	22.	28.	20.	16.
19.	24.	28.	19.	16.	20.	25.	31.	20.	17.	21.	25.	1.Okt.	23.	19.
22.	27.	30.	22.	19.	23.	28.	8.Juni	23.	20.	24.	28.	4.	26.	22.
25.	30.	3.Fbr.	25.	22.	26.	31.	6.	26.	23.	27.	1. Dez.	7.	29.	25.
28.	2.April	6.	28.	25.	29.	3. Aug.	9.	29.	26.	30.	4.	10.	1.Juni	28.
1. Mai	5.	9.	1. Okt.	28.	1.Sept	6.	12	1.Febr	29					

Verlag von Julius Springer, Berlin

Die Tierwelt in Heilkunde und Drogenkunde. Von
Dr. **Hjalmar Broch**, Dozent für Zoologie an der Universität Oslo. Übersetzt aus dem Norwegischen. Mit 30 Abbildungen. 90 Seiten. 1925. RM 3.90

Tierphysiologisches Praktikum für Studierende der Landwirtschaft und Veterinärmedizin. Von Dr. med. et phil. E. **Mangold**, Professor der Physiologie und Direktor des Tierphysiologischen Instituts der Landwirtschaftlichen Hochschule Berlin. IV, 53 Seiten. 1928. RM 3.—

Tier-Augenheilkunde. Von Dr. G. **Schleich**, o. ö. Professor
an der Universität Tübingen, früher an der Tierärztlichen Hochschule Stuttgart. (Bildet zugleich Kapitel XXI von „Handbuch der gesamten Augenheilkunde", begründet von A. **Graefe** und Th. **Saemisch**. Zweite Auflage.) Mit 3 Textfiguren. VIII, 239 Seiten. 1922. Geb. RM 17.—

Hagers Handbuch der pharmazeutischen Praxis.
Für Apotheker, Ärzte, Drogisten und Medizinalbeamte. Unter Mitwirkung von Dr. phil. E. **Rimbach**, o. Hon.-Professor an der Universität Bonn, Dr. phil. E. **Mannheim**†, a. o. Professor an der Universität Bonn, Dr.-Ing. L. **Hartwig**, Direktor des Städtischen Nahrungsmittel-Untersuchungsamts in Halle a. S., Dr. med. C. **Bachem**, a. o. Professor an der Universität Bonn, Dr. med. W. **Hilgers**, Privatdozent an der Universität Königsberg. Vollständig neu bearbeitet und herausgegeben von Dr. G. **Frerichs**, o. Professor der Pharmazeutischen Chemie und Direktor des Pharmazeutischen Instituts der Universität Bonn, G. **Arends**, Medizinalrat, Apotheker in Chemnitz i. Sa., Dr. H. **Zörnig**, o. Professor der Pharmakognosie und Direktor der Pharmazeutischen Anstalt der Universität Basel.
Erster Band. Mit 282 Abb. XI, 1573 Seiten. 1925. 1. berichtigter Neudruck 1930. Geb. RM 63.—
Zweiter (Schluß-) Band. Mit 426 Abb. IV, 1579 Seiten. 1927. 1. berichtigter Neudruck 1930. Geb. RM 63.—

Handbuch der Drogisten-Praxis. Ein Lehr- und Nachschlagebuch für Drogisten, Farbwarenhändler usw. Von G. A. **Buchheister**. Im Entwurf vom Deutschen Drogisten-Verband preisgekrönte Arbeit. In neuer Bearbeitung von **Georg Ottersbach** in Hamburg.
Erster Band. Fünfzehnte, neubearbeitete und vermehrte Auflage von **Georg Ottersbach** in Hamburg. Mit 668 Textabbildungen. XIII, 1516 Seiten. 1928. Geb. RM 39.—

Vorschriftenbuch für Drogisten. Die Herstellung der gebräuchlichen Verkaufsartikel. Von G. A. **Buchheister**. Zehnte, neubearbeitete Auflage von **Georg Ottersbach** in Hamburg. XI, 778 Seiten. 1927. (Zweiter Band des Handbuches der Drogisten-Praxis.) Geb. RM 22.—

Verlag von Julius Springer, Berlin

Neues pharmazeutisches Manual. Von Eugen Dieterich.
Vierzehnte, verbesserte und erweiterte Auflage, bearbeitet von Dr. **Wilhelm Kerkhof**, ehemaligem Direktor der Chemischen Fabrik Helfenberg A.-G. vorm. Eugen Dieterich, herausgegeben von der **Chemischen Fabrik Helfenberg A.-G.** vorm. Eugen Dieterich, Helfenberg bei Dresden. Mit 156 Textabbildungen. VIII, 825 Seiten. 1924.
Geb. RM 22.20

Grundzüge der praktischen Pharmazie. Von Dr. phil.
Richard Brieger, Apotheker und Redakteur an der Pharmazeutischen Zeitung, Berlin. Sechste, völlig neubearbeitete Auflage der „Schule der Pharmazie, Praktischer Teil", von Dr. **E. Mylius.** Mit 160 Textabbildungen. VIII, 358 Seiten. 1926. Geb. RM 14.70

Pharmazeutisch-chemisches Praktikum. Herstellung, Prüfung und theoretische Ausarbeitung pharmazeutisch-chemischer Präparate. Ein Ratgeber für Apothekenpraktikanten. Von Dr. **D. Schenk**, Apotheker und Nahrungsmittelchemiker. Zweite, verbesserte und erweiterte Auflage. Mit 49 Abbildungen im Text. VI, 223 Seiten. 1928.
RM 10.—; geb. RM 11.—

Neue Arzneimittel und pharmazeutische Spezialitäten einschließlich der neuen Drogen-, Organ- und Serumpräparate, mit zahlreichen Vorschriften zu Ersatzmitteln und einer Erklärung der gebräuchlichsten medizinischen Kunstausdrücke. Von Medizinalrat **G. Arends**, Apotheker, Chemnitz. Siebente, vermehrte und verbesserte Auflage. Neu bearbeitet von Professor Dr. **O. Keller.** X, 648 Seiten. 1926. Geb. RM 15.—

Volkstümliche Namen der Arzneimittel, Drogen, Heilkräuter und Chemikalien. Eine Sammlung der im Volksmunde gebräuchlichen Benennungen und Handelsbezeichnungen. Von Medizinalrat **G. Arends**, Apotheker, Chemnitz. Elfte, verbesserte und vermehrte Auflage. IV, 298 Seiten. 1930. Geb. RM 8.—

Volkstümliche Anwendung der einheimischen Arzneipflanzen. Von Medizinalrat **G. Arends**, Apotheker, Chemnitz. Zweite, vermehrte und verbesserte Auflage. VIII, 90 Seiten. 1925.
RM 2.40

Spezialitäten und Geheimmittel aus den Gebieten der Medizin, Technik, Kosmetik und Nahrungsmittelindustrie. Ihre Herkunft und Zusammensetzung. Eine Sammlung von Analysen und Gutachten von Medizinalrat **G. Arends**, Apotheker, Chemnitz. Achte, vermehrte und verbesserte Auflage des von E. Hahn und Dr. J. Holfert begründeten gleichnamigen Buches. IV, 564 Seiten. 1924.
Geb. RM 12.—

MIX
Papier aus verantwortungsvollen Quellen
Paper from responsible sources
FSC® C105338

If you have any concerns about our products,
you can contact us on
ProductSafety@springernature.com

In case Publisher is established outside the EU,
the EU authorized representative is:
**Springer Nature Customer Service Center GmbH
Europaplatz 3, 69115 Heidelberg, Germany**

Printed by Libri Plureos GmbH
in Hamburg, Germany